U0200430

撒文华

河北省邢台南和县人，出生于中医世家。拜当地名医乐绍轩（曾著《再论伤寒论》）为师，后又跟随黑龙江长白山道士唐祖武学习道家医学，在诊治、学术方面曾受日本汉医学家矢数道明先生的点拨。撒文华先生行医50余载，擅长妇科、内科、疑难杂症，特别是在妇科的诊断、用药配合针治方面见解独到，疗效独特，治验颇丰。70岁后停止杏林生涯，但笔耕不辍，总结一生之所留治验及医案。

撤文华女科证治集要

临证验案汇编

撤文华　原著

撤庆涛　侯雷英　整理

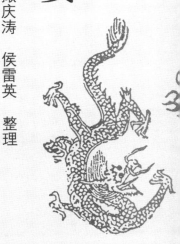

学苑出版社

图书在版编目（CIP）数据

撤文华女科证治集要:临证验案汇编/撤文华原著;撤庆涛,侯雷英整理.—北京:学苑出版社,2014.4
ISBN 978-7-5077-4486-6

Ⅰ.①撤… Ⅱ.①撤…②杨…③撤…④侯… Ⅲ.①中医妇产科学-医案-汇编 Ⅳ.①R271

中国版本图书馆 CIP 数据核字（2014）第 060666 号

责任编辑：陈　辉　付国英
出版发行：学苑出版社
社　　　址：北京市丰台区南方庄 2 号院 1 号楼
邮政编码：100079
网　　　址：www.book001.com
电子信箱：xueyuan@public.bta.net.cn
销售电话：010-67675512、67678944、67601101（邮购）
经　　　销：新华书店
印　刷　厂：北京市广内印刷厂
开本尺寸：890×1240　1/32
印　　　张：8.5
字　　　数：174 千字
印　　　数：1—3000 册
版　　　次：2014 年 4 月第 1 版
印　　　次：2014 年 4 月第 1 次印刷
定　　　价：26.00 元

自 序

　　余行医 40 余载，虽然各科疾病均有涉及，唯妇科辨治有所建树，故 5500 余例医案保存完整。

　　今将疗效较好、用方精良的案例收集整理，取其精华编写成书，以供后人参考。但又担心后人执成方治病，不加辨证贻误治疗时机。则避开"五运六气"之殊，表中传里之异，阴阳不一之禀，内因外感之不同病因、阴极似阳之假象症状，独将妇科之病获猎之中。其病无异带下、崩漏、子宫卵巢之疾患。经、带、胎、产、种子、癥瘕等，症虽多患妇体质各异，随症运用古方，略有增删，即可达到精益详尽之至。故用之效验均佳，现收进之方不必化裁变通，对症即可用也。故有论证不落古圣仲景窠臼，制方不失仲圣准绳，用药纯和，无一峻品，经再三推敲万无一害。辨证言简意赅，易懂易用，确能济世救人。

　　余逾八旬，忆往昔。从少儿青年时承蒙共产党的培养，食人民的薪俸至今日。离休之前贡献微薄，常感愧对党和人民。现将几十年行医体会写此小册以飨患妇，家存一册，遇症翻检照方服用，必能立起沉疴，长寿延年。或帮亲友以济人利世，略以慰余愧疚之心。此小册子编著前，承蒙各位领导的大力支持和刘未朝、李林峰局长的鼎力相助，在此一并致谢。

　　但由于余才疏学浅，错讹不足之处还望同道之士给予指正。

墩文华

2013 年 5 月

终生遵循祖训

"如有疾厄来求救者，不得问其贵贱贫富，长幼蚩妍，怨亲善友，华夷愚智，普同一等，皆如至亲之想，亦不能瞻前顾后，自虑吉凶，护惜身命。见彼苦痛，若己有之，深心凄怆，不避险巇、昼夜、寒暑、饥渴、疲劳，一心赴救之。"始终不渝，牢记在心，身体力行。

六不治

1. 骄姿不论于理者。
2. 轻身重财，以命儿戏者。
3. 衣食不能适者。
4. 信巫不信医，信西医不信中医者。
5. 阴阳并，脏气不定者。
6. 不能服中药、针灸者。

目　录

第一章 调 经

第一节 室女经来复止

1995 年 7 月，在黑龙江省虎林市庆丰农场职工医院，接诊农场物资科干部陈某某领其女宋某某，15 岁，前来求诊。陈某某代诉："半年前女儿来经，色、质、期都很正常，没什么症状发生，上个月突然月经不来，不知发生什么疾病，求医诊治。"诊细其脉，和缓有力，舌红苔薄白而润，面色微红稚嫩，问其二便正常，带少清黏无臭，一切都属正常，唯尺脉略弱，属于年幼气血尚未充足而天癸未至，劝其勿用针药，再待一年半载，气血充盈自然会经复正常。陈某某愿求一方，遂针补足三里（双）、合谷（双）、三阴交（双）以壮气血，并嘱其女每日起床前按摩此六穴。方法：两足三里，从穴位往下推 70 次，合谷从穴往上推 70 次，三阴交从穴往上推 70 次，坚持每天按摩。给其**助仙丹** 5 剂，每在月初（1 号左右）服 1 剂，月中（15 日左右）服 1 剂。半年后宋某某考入高中，离家住校，月经来潮，期、色、质都很正常，每月顺畅来经，行经五天经净。

第二节　月经先期

一、庆丰农场十二连职工鞠某某，女，34 岁。于 1995 年 5 月 9 日求诊，自诉："已结婚七年，没有怀孕，每月都提前 3～6 天，经来特多，行经七八天才净。饮食二便都很正常，带少色黄有腥臭味。"细诊其脉沉数有力，两尺尤盛，舌红苔黄，润而不燥。证属肾中水火两旺，宫室热盛，故而经期提前，子宫太热，即便交配受精，火热之宫卵精难活，故而不孕。给其**清经散加味**料 10 剂，药用：酒炒白芍 9g，丹皮 9g，熟地（九蒸）9g，白茯苓 3g，青蒿 6g，地骨皮 15g，盐炒黄柏 2g。水煎服，日 1 剂。每日针泻曲池（双）、三阴交（双）、关元。服药期间经水如期而至，嘱其继续服药（经期停针）。经行 5 天身净，继续治疗。10 剂药服完，上方加茯神 10g，继服 10 剂。7 月份按期经至行经 5 天，8 月份相隔 29 天，半年后均为 29 天一至。1996 年 8 月份怀孕，1997 年生一男孩，全家老幼都很高兴。

二、庆丰农场 22 队职工于某某，女，26 岁，于 1995 年 8 月 16 日来诊，自诉："每次来经均提前 5～6 天，有时只隔 20 多天就见一次，只有星星点点。月月如此，心烦闷，自己好找事，自作烦恼。有时夜里睡不好。食欲还算差不多，吃饭爱多喝汤水。"细诊之，舌红苔黄干燥少津，脉洪数有力，右尺大于左尺，言谈铿锵洪亮。证属：火旺水亏，给其**两地汤** 7 剂，以清骨热，药用：酒炒生地 30g，玄参 30g，地骨皮 9g，酒炒白芍 15g，麦冬（抽心）15g，阿胶 9g（烊化）。水煎服，日1剂。每日上午针：补三阴交（双）以调诸阴，补中脘、足三里（双）、太溪（双）、复溜（双），以补肾阴清肾火。7剂药服完，停止针刺。见经后量较以前多两倍，行经5天身净。复诊：脉趋缓和，两尺基本相平，睡觉安稳，不再烦躁。当月来距上次经净相差30天，所有症状全消失。即停止针刺，继续上方服药7剂。半年后随访，月经正常，身体健康。

三、1997年4月，庆丰农场水利队职工代某某，女，25岁，到门诊部就诊，自诉："近一年来，体倦食少，懒怠活动，月经每到25～26天就来一次，经量不多，颜色很淡，像是血水。"观其面色苍白萎黄，说话声低细微。诊其脉沉缓，舌淡苔白薄。据症分析是证为气血两虚，治应补气养血。先给其加味**异功散**料5剂，药用：人参10g，炒白术10g，茯苓10g，炙甘草8g，白芍10g，当归10g，陈皮10g。水煎服，日1剂。每日上午针补足三里（双）、合谷（双）、三阴交（双）。一周后改用**圣愈汤**5剂，药用：人参15g，炙黄芪20g，当归10g，炒白芍10g，熟地15g，川芎8g。水煎服，日1剂。针后加灸上穴三壮，于4月23日经至，距上次经净28天，其他症状大有好转。迄经净之日起，改服人参归脾丸料，药用：当归15g，炙黄芪30g，炒枣仁10g，木香8g，龙眼肉15g，远志8g，人参10g，炒白术15g，茯神20g，炙甘草5g。水煎服，日1剂。停止针灸，连服7天停药。半年后回访，月经质、色、期都趋正常，再无提前、色淡、质稀现象。

四、1998年3月1日，庆丰农场十五连职工钱某某，女，25岁。来诊自诉："已往月经正常，近三个月来，月经先期而至，每次提前十余天，量多色紫，质稠，且有块状，经前腹痛、腹胀、腰也痛，心烦急躁。本次 2 月 25 日刚净。"细诊之：舌质红，苔薄白，脉弦而滑。证属血热气滞，迫血妄行。治宜清热凉血，理气调经，给其加减**清经散** 7 剂，药用：地骨皮 15g，青蒿 15g，黄芩 15g，白芍、乌药、川楝子各 15g，木香 5g。水煎服，日 1 剂。针泻血海（双）、足三里（双）、合谷（双）、三阴交（双）、行间（双）、尺泽（双），以清热凉血调气。方中之地骨皮、生白芍清血热而平肝，青蒿养阴清热且能清肝，黄芩清血分实热，乌药、川楝子行气疏肝，反佐以辛温之木香行气止胀痛、防其苦寒太过。药完停针，直至 3 月 24 日经至，行经 5 天，质、色、量都已正常，病告痊愈。随访一年后怀孕，一切正常。

第三节　月经后期

一、实寒　1998 年 3 月 13 日，庆丰农场十五连职工李某某，女，31 岁，来诊自诉："月经晚来十多天已有半年，有人让喝生姜红糖水，喝厌了也没用，就是从去年，正行经时下稻田割水稻引起的。经少，色黯，有像鸡肝样血块，脐下冷痛，热敷即舒服。"观其面色苍白隐现黑色，时常怕冷。脉沉紧，舌淡苔白。先给其**温经摄血汤** 3 剂，药用：熟地（九蒸）30g，酒炒白芍 30g，酒洗川芎 15g，人参 10g，土炒白术 15g，柴胡 2g，五味子 1g，肉桂（去粗皮）2g，川断 3g。水煎服，日 1 剂。每日针灸取穴：补足三里（双）、合谷（双）、三阴交（双）、血海（双），此八穴均在起针后加灸艾柱三壮。5 天后脐下冷痛消失，怕冷感减轻。这次经至比以往提前 5 天（还是不到 1 月）。继续针灸，服药改为**加减温经汤**，药用：当归 9g，白芍 9g，川芎 9g，桂心 6g，莪术 9g，党参 15g，丹皮 9g，牛膝 8g，甘草 6g，鹿角胶（烊化）10g，乌药 10g，炒蒲黄（包煎）5g。水煎服，日 1 剂。连服 10 多天，经来停药。半年后随访，自服药后经来起，以后每到 28～29 天即到，色、质、量、期都很正常，其他症状全部消失。

二、虚寒 1998 年 5 月 10 日，庆丰农场十连职工耿某某，女，29 岁。来诊自诉："近二年来总觉穿得少，怕冷，总比别人穿得厚些，月经迟来十多天，比前几年能少一半，色淡似水，脐下隐痛，按住能稍轻些。"观其面色苍白，头晕气短。问其二便，小便清长，大便溏稀。观其舌淡苔白薄，脉沉迟无力，一派虚寒之象，治宜温经养血，药用**大营煎加味**：当归、熟地各 15g，枸杞子、杜仲炭、肉桂、炙甘草各 6g，牛膝 5g，人参 10g，补骨脂 8g。水煎服，日 1 剂。每日针灸：泻三阴交（双）、气海、关元，针后温灸十壮。服药 23 天，针灸 18 次月经至，与上次经净相距 35 天，脱下了两年过伏天都不敢脱的毛线裤，手足发温。效无更方，照上方给其 10 剂。水煎服，隔日 1 剂，勿间断。两年后引亲友来诊，谈到本人病情，高兴地说："自从药喝完之后，月经按月而至，质、色、量都正常"。

三、黑龙江省虎林市东风镇联众村农妇崔某某，39 岁，于 1999 年 8 月来诊自诉："患胃病已有六年之久，饭量特小，每顿饭还不如小孩吃得多，吃稍微多一口就撑胀难受。经常服用健胃消食片，也不起多大作用。约有半年了，添了个月经迟到八至九天的新毛病，经量特少，淡白清稀，没啥血色"细诊其脉虚细无力，舌淡苔少，面色苍白，头晕眼花，心悸，睡不好觉。据症分析辨证：生化之源不足，以致血海空虚，冲任不足，血海不能按时充溢，致月经到期不来，过期才至。应益气补血养宫，给其**人参滋血汤加味**7剂，药用：党参10g，生山药15g，熟地、当归、白芍各15g，川芎、茯苓各10g，黄芪20g。水煎服，日1剂。每日针灸：补足三里（双）、阴陵泉（双）以补益脾胃，血海（双）以生血养血，气海以艾温灸培补元气、温阳益气。针灸7次，上药服完，症状好转，饭量增加，在上方基础上加开胃助消化之品，服用半年，月经如期而至。自此不再头晕眼花，夜睡安稳，再无惊悸现象出现，月经质、色、量均趋正常。

四、1999年9月15日，庆丰农场场部干部陈某某，女，40岁，来诊自诉："过'五一'节，在家和丈夫因家务事意见分歧吵了一架，当月的经期就拖后五六天，6月份40天才来。来前小腹胀痛，经量涩少，经色紫黯，有似鸡肝样血块。"细诊其脉弦涩有力，舌质微紫，苔薄黄。郁郁寡欢，据证分析，因情志郁结，肝失条达，气机受阻而致。给其**过期饮**，即桃红四物汤加理气疏通之品，药用：当归12g，熟地12g，川芎8g，赤芍12g，炒桃仁（去皮尖，研碎）4g，红花4g，香附20g（醋炒），莪术12g，木通12g，肉桂4g，甘草6g，乌药6g。水煎服，日1剂。连服10剂。针泻膻中、间使（双）、三阴交（双）解肝郁、畅气机，活血开瘀，泻气海疏利下焦气机，补元气，行气散滞。连续针药均施半月，经来色紫，行经涩滞不畅，行经5天身净，继续针药同施，并劝其丈夫以和蔼温顺态度相待。于 10 月末停止治疗，以后各月经期如期而至，质、色、量均趋于正常。

第四节　月经先后无定期

一、邱某某，女，36 岁，为三十五团机关干部。于 1993 年 10 月 5 日来诊，患者已是三个孩子的母亲，并人流三次，自然小产两次，产多体虚，气血双亏，已结扎。自诉："经期先后无定，本月推迟 10 天才行，量少，刚见则止，隔 11 天又来。胸闷腹胀，不思饮食，周身骨节酸痛。"诊其脉弦而虚细，舌淡苔薄白，据证应属脾虚肝郁，气血不调而致，药用：当归 12g，川芎 6g，白芍 8g，醋制香附 12g，郁金 8g，枳壳 6g，合欢皮 12g，丹参 12g，巴戟天 12g，白术 12g，防己 6g，秦艽 9g。水煎服，日 1 剂。连服 5 剂后复诊，脉虚细而数，舌质红绛，苔黄，因多产而致肝气郁结、肾亦郁，肾气不宣，应疏肝之郁结，亦开肾之郁，解肾气之不宣，给其**定经汤** 7 剂，药用：酒炒菟丝子 30g，酒炒白芍 30g，酒洗当归 30g，九蒸熟地 15g，炒山药 15g，白茯苓 9g，炒黑芥穗 6g，柴胡 9g。水煎服，日 1 剂。每日针泻阴陵泉、太冲、丘墟（双）以清泻肝火，补太溪（双）、合谷（双），以补肾气开肾郁以补三阴交（双）、复溜（双），药完停针，经水已调，三旬一至，质色正常，病愈。

二、肝郁型　1978 年，黑龙江省虎林市东风镇农妇景某某，38 岁。来诊自诉：近半年来月经忽先忽后能差十几天，经量也忽多忽少，行经不畅，色紫发黏，胸乳间胀闷不舒。细诊其脉：弦数有力，舌红略紫，苔薄白，其形郁闷，时欲叹息。问其病前有无不顺心之事，答在病前曾和婆母因分家不公大吵一架，开始胃胀满不愿吃饭，开始就没在意，后来出现经行无定期的紊乱现象。综观病因、症状详细分析，是证属喜怒伤肝，肝气逆乱，疏泻失匀，肝气疏泄过度时，则月经先期而至；肝气疏泄不及时，月经则迟迟不到，所以先后无定期，治应疏肝健脾，养活血调经，给其**逍遥散加减**7 剂，药用：柴胡、陈皮、枳壳、川芎、当归各 6g，乌药、香附、白术各 8g，茯苓 10g，炙甘草 5g，薄荷 6g（后下），煨姜 3g。水煎服，日 1 剂。服药期间忌食醋类、桃、蛤、雀、鲤鱼。每日上午针：补血海（双）、三阴交（双）、膈俞（双）、脾俞（双）、胃俞（双）、心俞（双）、合谷（双），以补益心脾，益气养血。7 剂药用完停止针刺，各种症状大有好转，唯经色仍淡，倦怠懒言，纳差便溏，遂给其**参苓白术散**料 7 剂，药用：人参 10g，土炒白术、陈皮、炒山药、炙甘草、炒白扁豆各 10g，莲肉、砂仁、炒薏苡仁、桔梗各 3g。水煎服，日 1 剂。针刺阴陵泉（双）、足三里（双），先少泻，后施补法，多补以健脾益气、和胃加强消化功能。药完停针，各种自觉症状基本消失。随后半年月经按期而至，质、色、量都趋正常。于 1999 年 5 月引亲来诊，谈问其经期如何，高兴回答："最后的药喝完，当月就如期而至，以后一直正常。"

三、气虚型　1998 年 8 月 20 日，庆丰农场十二连职工刘某某，女，38 岁，来诊自诉："自从今年水稻插秧完毕，就经来无定期，忽早到十天半月，忽迟到七八天，经如血水，淡的很，有时夹带黏液，四肢酸软无力，饭量也减，大便不成形。"细诊其脉，软弱无力，舌质淡，苔薄白，说话有气无力。综观上述症状分析，在插秧期间过度劳累而伤脾气，脾虚运化水谷失调，气血生化之源不足而致。气虚统摄无力，以致冲任失调，经来即无定期。治应健脾益气，给其**补中益气汤加味**7剂。药用：黄芪20g，党参10g，陈皮6g，柴胡6g，炙甘草6g，炒白扁豆15g，茯苓10g，炒山药10g，当归10g，白术10g，薏苡仁5g，桔梗5g，升麻5g。水煎服，日1剂。每日针补合谷（双）、阴陵泉（双）、足三里（双），以健脾益气。药完停针，自觉症状大有好转。效不更方，继续用上方7剂。复诊时脉象和缓有力，饭量增加，浑身有力气。从此后数月，经期正常，色、质都好，病告痊愈。

四、肝脾血虚　1998年10月13日，黑龙江省虎林市庆丰农场十四连职工刘某，女，36岁，来诊自诉："经期先后不定已有半年，血色淡红，量少，行经不畅，情志抑郁，胸胁胀闷不舒，食少，不愿吃饭，饭后胀饱，大便溏薄。"细诊其脉，弦细无力，舌淡，苔薄白。细辨其述，结合脉、舌、神情，是证为肝气犯脾，脾虚气弱，统摄无权，气血不调而致。治应健脾养肝柔肝，给其**加味四物汤**，药用：当归10g，白芍10g，熟地15g，黄芪20g，党参10g，柴胡5g，香附8g。水煎服，日1剂。每日针：泻行间（双）、内关（双），补复溜（双）、三阴交（双），先泻后补，补太白（双）、血海（双）、肝俞（双）、膈俞（双），连续用药半月，每天针刺上穴（轮流使用）共10次。月经来，暂停治疗，经色鲜红，行经顺畅，饭量增加，神清气爽。半年后，月经三旬一至，色、质、量都很正常。

五、心脾两虚型　1999年5月13日，虎林市东风镇联众二队唐某某，女，36岁，来诊自诉："月经前后无定期已半年，经色淡红如水，来时涩滞不顺，量少，饭量明显减少，常有心悸气短现象，健忘少寐"细诊之，其脉细弱，尤以左寸右关，舌质淡嫩，苔白薄，神不守舍，是为心脾两虚。心主血脾统血，心脾虚弱以致气血不调。治应补益心脾。每日针灸补三阴交（双）、神门（双），补益心脾，养血安神加补心俞，以补血宁心。各穴起针后温灸五壮。一周后，饭量增加，心悸气短现象减少，夜睡安稳。给其**加味归脾汤**10剂，药用：土炒白术15g，茯神15g，黄芪（蜜炙）20g，炒枣仁15g，人参10g，木香5g，当归15g，远志10g，龙眼肉15g，炙甘草8g，生姜3片，大枣5枚。水煎服，日1剂。服药期间忌服醋类、鲤鱼、桃、李、雀、蛤。服完药后10天复诊，脉和缓，舌红苔薄白，饭量增加，再无心悸气短现象发生，月经至，色、质、量都很正常。自此，三旬一至，再无不适。

第五节　闭　经

一、1982年5月，在山西省文水县云周西村接诊一农妇刘某某，36岁，已生两个男孩，从过春节后突然停经4个多月，曾在医院打针吃药两个多月，补血药吃了不少，活血药也已用过，都未见效。胸闷憋气，常叹息。诊其脉，涩滞沉，舌紫苔黄，面带苦相，深思以往治疗之不效，忆起傅山师之谓"亢则害"的意旨，治应散心、肝、脾之郁而大补其肾水，大补心、肝、脾之气，给其**益经汤** 10 剂。药用：大熟地（九蒸）、土炒白术各 30g，炒山药、当归（酒洗）各 15g，白芍（酒炒）、生枣仁（捣碎）、沙参各 9g，丹皮、人参各 6g，杜仲炭 3g。水煎服，日 1 剂。每天针泻三阴交（双）、泻灸中极以温经行血，泻关元、三阴交（双）、气海、归来（双）以行气逐瘀，通经行血，泻间使（双）调肝理气，补血海（双）、三阴交（双）益肝脾以生血，补交信（双）。余药服完，停针，直至 6 月中旬腹疼如拧一小时左右，入厕下紫黑血块如鸡肝，腹疼止，次日下似沥青色紫血，遂下血色变红，5 天后身净，给其**加减八珍汤**以巩固疗效。药用：当归 15g，生地 20g，赤芍 15g，川芎 15g，党参 20g，土炒白术 20g，茯苓 15g，生甘草 10g，丹参 20g，小茴香 5g，干姜 5g，桂枝 10g。水煎服，日 1 剂。连用 10 天停药。半年后随访身体健康，月经期、质、色、量均正常。

　　二、1993 年 10 月，庆丰农场十连职工刘某某，女，32 岁，来诊自诉："已有半年月经不来，心烦易怒，没事找事发脾气，脘闷，胁胀，下腹胀痛，丈夫说我这半年性格变了。"诊其脉弦，舌紫苔黄，问到其病因时，得知是由情志抑郁所得，给其**变制达生饮** 7 剂，药用：紫苏叶、党参、土炒白术、陈皮、当归、酒炒赤芍各 10g，柴胡 5g，大腹皮 25g，炙甘草 10g，生葱叶五茎。水煎服，日 1 剂。每日针泻间使（双）以调肝理气、清心宁神，泻关元、中极调冲任以通经，配气海、天枢（双）能化气又可调和肠胃，泻曲泉（双）、血海（双）、三阴交（双）能生血养肝益脾。药服完停针，3 天后见紫黑血块，行至两天，经色变浅，质稀。7天身净，复诊其脉较为和缓，舌质红苔薄白，不再烦躁，停止治疗，半年后随访，月经正常，身体健康，精神愉快。

三、1994年3月，庆丰农场十连职工周某某，女，35岁，来诊自诉："月经半年多不来，就是在去年收水稻时，正值行经，下水田两天停经至今。经常手脚冰冷，下腹冷痛。"诊其脉沉迟，面色苍白，唇白，舌淡润白，触诊腹凉冰手，证属寒袭血凝。给其**姜桂桃红四物汤**7剂。药用：当归15g，赤芍12g，熟地20g，川芎10g，桃仁（炒去皮尖，捣泥）10g，红花6g，干姜5g，桂枝10g，丹皮10g。水煎服，日1剂，每日上午灸关元五壮、中极五壮、针泻间使（双），气海灸五壮，天枢（双）各灸五壮，隔姜灸神阙三壮，药完停针灸，次日见紫黑血块，下血三天后经色正常，又下3天经净。为善其后，上方又给5剂，嘱其20天后开始服用，日1剂。半年后领亲友来，告知：上次5剂药用完2天经至，行经6天身净，色质正常。此后身体健康，月经正常。

第六节　经水过多行后复行

1995年2月，虎林市市民姚某某，女，26岁。来诊自诉："一年多来经水特多，行五六天刚净，十天八天又来，经几个医院治疗，吃药、打针、打吊瓶，止住几天后又来，量还多。"观其神疲倦怠，面色萎黄，脉芤，舌紫苔干白，四肢萎软无力。综观症状属血虚，血不归经，细查其以前病例，几处医院均用一些止血药如"止血敏"、"安络血"、"仙鹤草素"之类，所以罔效。我以为治宜大补血而引血归经，使血足而归故道，不横溢，就不会行后复行，给其**加减四物汤** 10 剂，药用：白芍（酒炒）9g，大熟地（九蒸）30g，当归（酒洗）15g，川芎（酒洗）6g，土炒白术 15g，芥穗炭 9g，山萸肉（蒸）9g，川断 3g，甘草 3g。水煎服，日 1 剂。针补灸隐白（双），灸补三阴交（双），灸补中极，补关元、太冲（双）、肝俞（双）以调补气血，针郄门理气止血。上药用完后，停止针灸，继用上方加人参 9g，再服 10 天以巩固疗效。前后历经 40 多天症状好转，面色红润，精神饱满，身体健康，月经期、质、色、量都很正常，病告痊愈。

第七节　经水数月一行

于 1993 年 8 月，东风镇联众队农妇栗某某，女，26 岁，来诊自诉："自从 15 岁来经，都是仨月见一次，从没按月来过，结婚二年也没怀孕，多方求治没见效果。"诊其脉和缓，舌淡红苔薄白，面色红润，查不出症状，但该妇恳求医方望能早日生子，遂给其**助仙丹**料 10 剂，药用：白茯苓 15g，陈皮 15g，白术（土炒）9g，白芍（酒炒）9g，炒山药 9g，菟丝子（酒炒）6g，杜仲炭（炒断丝）3g，甘草 3g。水煎服，日 1 剂。并嘱其再经至必待落红后 60 个小时入房过性生活，一周后停止入房。半年后果然怀孕，全家都很高兴，生产时在本院产科住院，其婆母到中医科道谢。

第八节　年老经水复行

一、1994 年 10 月，东风镇联众五队老妪周某某，58
岁，来诊自诉："一辈子生了二男二女，身体健康，很少生
病。47 岁那年 7 月份一次来经特多，夹有不少血块，流了 3
天才止，从那次经净后直到今年 9 月一身清净很是痛快，这
么大年纪了又来这玩意儿，虽然没啥痛苦，还嫌麻烦哩。"
细诊之：脉弦劲有力，舌淡白苔少，证属天癸已竭不应行
经，乃肝脏气郁克脾，土木相抟，致使脾不统，肝不藏，而
血乃泄之。给其大补肝脾之气之药**安老汤** 10 剂，药用：人
参 30g，生黄芪 30g，大熟地（九蒸）30g，白术（土炒）
15g，当归（酒洗）15g，山萸肉（蒸熟）15g，阿胶（蛤粉
炒，烊化）3g，芥穗炭 3g，甘草 3g，香附（酒炒）2g，贯
众炭（不煎）3g，木耳炭 3g。水煎去渣取汁，阿胶（烊化）
送服贯众炭粉 3g，日 1 剂。11 月中旬前来复诊，自诉治疗
过程：服药第一天血少，次日更少，第五天干净，直至 10
剂药服完，身体清爽，精神饱满。

二、1995 年 8 月，庆丰农场退休职工常某某，女，59
岁，来诊自诉："年轻时很少用药，所以月经直到 49 岁那年
5 月来经特多，还带夹紫黑血块，行了两天就干净了，这不
都 10 来年了，干净利落很好，可上个月突然又来，经色紫
黑夹带条块。"细诊之，脉弦劲，舌紫淡，苔薄，证属肝郁
气滞克脾土，木土相抟两脏俱虚，脾不统血，肝不藏血，所
下之物非经，实为血也。治必补益肝脾，尤必先补肾，肾气

足水能涵木，肝气疏不克脾，脾健能统，肝疏能藏，血才可止。每天上午针后施灸：补建里、气海、太溪（双）、志室（双）以益肾培基补元气，以调补肝脾；补三阴交（双）、商丘（双）、蠡沟（双）、太冲（双），使肝脾气足力强自能生摄，肾水足、肝气疏自能藏血。连续针灸至第三天下血减少，第五天只有星星点点，第七天全止，停针，又给其**安老汤** 5 剂以善其后，药用：党参 15g，生黄芪 15g，熟地 15g，土炒白术 7.5g，酒洗当归 7.5g，山萸肉（蒸熟）7.5g，阿胶（蛤粉炒）2g，芥穗炭 2g，甘草 2g，酒炒香附 2g，木耳炭 2g，贯众炭（制粉冲服）2g。水煎服，日 1 剂。

第九节　绝经前后诸疾

一、心脾两虚　1982 年 3 月，山西省文水县下曲镇梁家堡农妇梁某某，女，49 岁。来诊自诉："近一年来头晕心慌，睡不好，梦特多，浑身无力，丢手就忘。月经量特多，有时半月二十天不干净，不愿吃饭，有时夜里噩梦惊醒。三个儿子都成家立业了，该安心养老了，咋到病了。"细诊其脉虚缓无力，舌淡苔薄白，音低气馁。证属劳伤心脾，肾气衰竭。治宜益气健脾，养心安神，给其**归脾汤加味** 7 剂，药用：党参、炙黄芪各 12g，土炒白术 9g，茯苓、当归、龙眼肉、远志、炒枣仁（碎）各 10g，生姜 5 片，大枣 5 枚，炙甘草 6g，木香 5g。水煎服，日 1 剂。服药期间忌食鲤鱼、醋类、桃、李、雀、蛤。每日上午针补神门（双）、三阴交（双）、百会、足三里（双）、合谷（双）。药完停针，一切症状大轻，唯独经水淋漓不断。继用上方加女贞子、旱莲草各9g，连服10剂，经净症状消失，体健神清。随访半年后，身体健康，精神矍铄。

二、脾肾阳虚　1963年2月，在黑龙江省密山市金沙农场接诊十连职工辛某某，女，48岁，自诉："浑身冷，腰痛得直不起来，不愿吃饭，大便溏稀不成形，白带清稀量多，有时小便失禁，经水时来时断。"细诊其脉细沉无力，两尺若丝，面颊铁青，唇白，舌淡苔白薄。综合分析证属肾阳虚衰，命门火不足，上不能温脾阳，下不能暖膀胱，以致阳虚内寒。治应温肾扶阳，给其**加味右归饮**，药用：熟地（九蒸）25g，怀山药12g，枸杞子12g，山萸肉12g，甘草9g，菟丝子15g，杜仲炭8g，当归8g肉桂3g，附子3g（先煎15分钟），党参、覆盆子各10g，补骨脂8g，仙茅6g。水煎服，日1剂。每日上午针补关元、太溪（双）、肾俞（双），针后灸五壮，以温补肾阳，填充精血。补阴陵泉（双）补脾肾之阳气。用药15剂，针10次，经净症状全消，半年后随访，经断体健。

三、肝肾阴虚　1982年3月，在山西省文水县下曲镇接诊云周西村农妇贺某某，女，49岁，自诉："半年来头晕耳鸣，烦躁，爱发脾气，身热出汗，五心烦热，心悸不安，腰酸膝软，经来量多，星星点点几天不断，嘴干渴，喝水多也不解渴，大便秘结。"细诊其脉沉细而数，尺脉尤甚，舌红，少苔，面萎黄唯颧发红，证属阴精亏虚，水不涵木，浮阳失于潜藏。治应滋肾柔肝，育阴潜阳。给其**左归饮**10剂，药用：熟地25g，山药6g，枸杞子6g，炙甘草、茯苓、山萸肉各5g，龟板10g（先煎），龙骨12g，制首乌8g，知母、黄柏各 6g，牛膝 8g，菟丝子 8g，鹿角胶 10g（烊化）。水煎服，日 1 剂。并在每日上午针：补灸三阴交（双）、复溜（双），泻太冲（双）育阴潜阳，补肝俞（双）。共服药 20 剂，针灸 15 次，经净体健，症状消失。

四、阴阳两虚 1982 年 3 月，在山西省文水县下曲镇卫生院接诊一农妇贺某某，女，47 岁，自诉："半年来头晕耳鸣，腰酸乏力，时冷时热，经多淋漓，饭量减少，浑身如抽了筋。"细诊之，脉细软无力，舌淡苔薄，面萎黄，气馁。证属肾精亏虚，肾阳虚衰，阴阳两虚错杂并见。治宜补肾温阳，调益冲任，给其**二至丸**料合**二仙汤**加味 10 剂，药用：女贞子 10g，旱莲草 10g，仙茅 8g，当归 10g，巴戟天、仙灵脾、知母、黄柏各 8g，熟地（九蒸）12g。水煎服，日 1 剂。并每日上午针补太溪（双）温灸 5 壮，补复溜（双）、肾俞（双）、关元以滋补肾阴，温助元阳。药完停针，月经净。俩月后随访，经停体健，各种症状消失。

五、心肾不交 1995 年 8 月，黑龙江省虎林市新兴乡新冈农妇 49 岁，来诊，丈夫代诉："患者出现胆小易惊已有半年，烦躁、健忘、夜眠不安，经水不断，但量少，不愿吃饭，常发癔症，愣神。"细诊之，脉虚细，尺不达关，微数，舌红无苔，问知小便短涩，大便不畅。证属肾阴不足，不能上济于心，心火扰动，水火不济而致病。治应滋阴降火，交通心肾，给其**坎离既济丸**料 10 剂，药用：当归、天门冬各 10g，生地、熟地、山萸肉、怀山药各 12g，麦冬（去心）、白芍各 9g，龟板（先煎）15g，五味子、牛膝各 8g，知母（盐酒制）、黄柏（盐酒制）各 9g。水煎服，日 1 剂。并每日上午针补神门（双）、太溪（双）、复溜（双）以培补心肾，加补心俞（双）、肾俞（双），先针补后温灸，各 5 壮，以温补心肾。药完停针，症状减轻，5 天后经净，半月后随访一切症状均未复发。半年后领儿媳来诊时告诉：经治疗后，经净体健，食欲增加，浑身使不完的劲。

六、阴血亏耗　1981 年，在山西省天文县下曲镇卫生院接诊农妇赵某某，女，47 岁，自诉："俺和医生是老乡，到山西已二十多年，住惯了这儿，老头子吵着要迁回河北老家，说什么落叶归根，俺说哪里黄土不埋人呢。为这事成天吵架，心里是块心病。近一年来神志烦乱，总想哭出声来，有些憋屈，老打哈欠，经水时来时止，大便秘结。"细诊之，脉细弱无力，舌质嫩红苔薄。证属思虑过度，损伤心脾，年近五旬天癸将竭，绝经之时肾气渐衰，阴血亏虚，不能濡养五脏，火动内扰心神致使神志烦乱。治宜甘润滋补，调养心脾，给其加味**甘麦大枣汤** 10 剂，药用：炒枣仁 10g、麦冬 10g 以滋心肾之阴，白芍 10g 配茯神和心脾，黑芝麻 10g 以润肠，甘草 15g，浮小麦 30g，大枣 10 枚。水煎服，日 1 剂。每日上午针泻人中、合谷（双）、少商（双），三棱针刺出血以行气开窍；泻涌泉（双）、行间（双）滋肾平肝；泻大陵（双），补神门（双）、劳宫（双）、心俞（双）清心经之火；泻百会清头醒脑；泻间使（双）、泻中脘解郁宽中。药完停针，月经净各种病状大轻，为善其后继给其**加味归脾汤** 10 剂，药用：当归 10g，炙黄芪 20g，炒枣仁 10g，木香 5g，龙眼肉 12g，远志 8g，党参 10g，炒白术 15g，朱茯神 10g，炙甘草 5g，陈皮 10g，乌药 10g，生姜 5 片，大枣 5 枚。水煎服，日 1 剂。半年后随访，服完药后经净，体健，症状全消。

第十节 经前腹痛呕吐

一、1995年7月25日，庆丰农场九队职工李某某，女，36岁，来诊自诉："近二年来，每在经前五六天腹痛，呕吐，空得胃口难受，见经后，呕吐即止，和好人一样，经涩，色紫黑，有似鸡肝样块状。"细诊之，脉细微如丝，尺脉似有似无，舌淡，苔薄白，证属火衰气逆血瘀，故而腹痛，呕吐，经紫有块。给其**益火降逆汤**10剂，每月经前5天开始服药，用熟地18g，鲜生姜12g，山萸肉9g，当归9g，玄参9g，白芥子、五味子、怀牛膝、茯苓各6g，肉桂、附子（先煎30分钟）各4g。水煎服。用药的同时每日针：补内关（双）、足三里（双）、补上脘、泻下脘，以和胃理气，补乳下一寸**反胃穴**、内踝下前斜三指反胃穴（双），上下反胃四穴各用艾柱灸5～10壮。当月症状大轻，及至第二个月经周期来临时只吐一次即止，以后再无经前呕吐发生，经质、色、量期都趋于正常。

二、1995年8月26日，庆丰农场九队职工孙某某，女，40岁，来诊自诉："已有三年时间每次经来，频频呕吐痰涎清水，每在饭后嗷嗷欲吐，胸腔满闷，头晕心悸。"观其体态，肥胖粗大，观舌淡薄，苔白腻而滑，脉滑。证属痰饮内阻，饮随冲气上逆而呕恶不止，治宜健脾祛湿温中，给其**加味小半夏汤**10剂，每在经前5天开始服，药用：半夏9g，茯苓10g，鲜姜6g，桂枝6g，炒白术10g，厚朴8g，丁香3g。水煎服，日1剂。忌食羊肉、醋类、生葱、豆腐、雀、蛤、桃、李等食品。每日针反胃穴（乳下一寸）一次，加灸三壮，第一个月，头一天症状出现，用药针灸后再无症状，第二个月药完，停止针灸，病告痊愈。半年后随访，未再复发。

三、1996 年 5 月，庆丰农场十九队职工崔某某，女，38 岁，来诊自诉："每在经来时，呕吐酸腐，脘腹胀满，胃痛拒按。"诊其脉，沉滑弦，左关盛右关偏弱，舌绛，苔垢浊，一派木克土象，观其形态，黑瘦无神，知其素体脾胃虚弱，行经时脾血下注，脾气易寒，运化功能失常，胃气上逆而呕吐，治宜疏肝健脾，消食导滞，给其**保合香砂六君子丸料加减** 14 剂，每在经前 1 周开始服药，1 日 1 剂，药用：神曲（炒）9g，焦山楂 9g，茯苓 10g，制半夏 8g，陈皮 6g，连翘 8g，莱菔子 8g，木香、砂仁各 3g，炒白术 8g，党参 10g，甘草 3g。水煎服，日 1 剂。从服药之日起每日上午针：泻足三里（双）、上、中脘、公孙，以消食导滞和胃畅中。药完停针，次日经至，没有发生呕吐症状，为巩固疗效，嘱其经净 20 天后再服下余 7 剂药。一年后引亲友来诊，说服完最后 7 剂药，经前腹痛呕吐再没复发。

四、1997 年 10 月，庆丰农场职工毛某某，女，36 岁，来诊自诉："每在快来事前就手足发冷，冷一阵热一阵地发作，有时出冷汗，想吐，吐水和饭渣，有几次还有虫子。"观其面色苍白，时出虚汗，舌淡，苔薄白黄腻，脉弦细数。证属蛔虫寄生于肠间，致使脾胃运动功能失常，以致胃气不和而上逆。治应温脏安蛔。给其**乌梅丸料加味** 10 剂，药用：乌梅、附片、党参、白芍各 8g，细辛 3g，干姜、黄连、川椒、木通各 5g，当归 12g，桂枝、黄柏各 6g，大枣 10 枚。水煎服，日 1 剂。在经来前一周开始服用，并每日针泻足三里（双），补公孙（双），泻百虫窝（双）。于 1998 年 3 月复诊，毛患者自诉："10 剂药服完停止针灸，症状大减，当月经来时没吐，但仍有隐隐腹痛，这个月来经还是呕吐，并在每次都吐出两三条蛔虫，甚是吓人，吃了药扎了针比原来还厉害。"细观其面色较治前红润许多，脉象也较前有力，熟思其症，悟出原因，10 剂药力不足，蛔虫未除殆尽，已死去一部，故而吐出。除照上方针灸穴位外，给其**化虫丸** 1 剂，药用：鹤虱、槟榔、苦楝根皮、炒胡粉各 30g，使君子、芜荑各 15g，枯矾 7g，共研极细粉用药酒面糊为丸，每丸 5g，每在饭前一小时白开水送服一丸。半个月后复诊告知三天前大便排出不少蛔虫，从此停止治疗，一年后随访，经前呕吐、腹痛痊愈，月经色、质、期均正常。

五、1995 年 7 月 20 日，庆丰农场九队职工刘某某，女，38 岁，来诊自诉："二年来每在经来时呕吐头疼，面发热，胸闷烦躁，老想发脾气，看啥都不顺眼，口苦咽干。"细诊其脉，细数而弦，左关尤甚。问其初病有无郁怒烦心事发生，患者深思后答曰，二年前是和婆婆吵架后而发病的。据上四诊，断定是证为肝怫逆犯胃。行经时肝血亦虚，火气偏旺，冲气上逆，胃失和降，治应疏肝理气，给其**天麻钩藤饮合温胆汤** 5 剂，药用：天麻 10g，生石决明 16g，钩藤 15g，杜仲 9g，茯神 10g，夜交藤 12g，川牛膝、桑寄生、山栀仁各 8g，竹茹、菊花、黄连各 7g，法半夏 6g。水煎服，日 1 剂。每日上午针：泻丰隆（双）、太冲（双）、内关（双）、中脘，以理气和胃降逆，泻公孙（双）、内关（双）、太冲

（双），以疏肝理气和胃降逆，并灸补中脘、关元温胃疏肝。嘱其丈夫在平时，多用温柔态度对待。药完停针，当月经来未吐，为巩固疗效，给其上方药 7 剂，嘱其下月经前一周服药，服用法照前。一年后随访，愈后未再复发。

第十一节　经前腹痛

1998 年 4 月，庆丰农场十六队职工常某某，女，36 岁，来诊自诉："近一年来每月来经前几天，腹胀痛得厉害，不敢触摸，经来艰涩，初下紫黑血块，心情烦躁，正式来经两天，腹痛即止，和平时一样轻松"细诊之，舌紫苔黄，脉沉数而濡，面赤隐黑。综观症状为水火相争之象，形成热极郁火不化，肝火郁之不畅，肝气不畅，形成血瘀，瘀而不通，即痛，经行之后则痛止。治应解郁清热泻火，给其**宣郁通经汤** 10 剂，每在经前五天服至见经停药，药用：酒炒白芍 15g，酒洗当归 15g，丹皮 15g，炒栀子 9g，柴胡、甘草各 3g，白芥子（炒，研碎）、香附、酒炒黄芩、醋炒郁金各 3g。水煎服，日 1 剂。连服 5 剂见经停药。每日上午针：泻行间（双）、太冲（双）、中封（双）、蠡沟（双）、中渚（双），以理气通经止痛；补三阴交（双），以补脾胃强运化，通经活络调和气血；泻曲泉，通利下焦之湿热。针药兼施，当月来经时只痛一天，初来两大块，不再黏稠。为巩固疗效，嘱其下个月按照前方服完余下的 5 剂药。该患者半年后到医院探望住院亲友，专门拐到中医科告知，服完药后每次月经到来轻松顺通，六七天经净，再无不适。经西医半年未曾治愈的病，只用了一个药方，10 剂中药彻底治愈。

第十二节　经前大便下血

一、1996 年 10 月，东风镇联众村农妇孙某某，女，38 岁，来诊自诉："今年入冬以来，每在经期大便下血紫黑，月经净时，大便就正常，没有出血现象，行经艰涩不顺，量少质稠发紫。"详细诊断，脉弦而数，舌红苔黄，口干渴欲饮。经询问，知其入冬以来，在水稻田作业，因天寒地冻，常以饮酒、吃辣来取暖，热郁肠中，遇经期迫血下行，治宜清热、止血、凉血，给其**加味清营煎** 7 剂，药用：生地 10g，白芍 8g，甘草 3g，续断 8g，地榆（炒炭）10g，槐花 8g，炒荆芥 10g，黄芩 8g，栀子 6g，黄连 3g，乌梅 2 枚，郁李仁 3g。水煎服，日 1 剂。每在经前一周开始服药，并每日针：大肠俞（双），用透天凉手法，配泻阴陵泉（双）、天枢（双），补三阴交（双），泻内庭（双）、大肠俞（双），清热宽肠，清理大肠湿热。药针同，施两个月经周期痊愈，嘱其忌食辛辣以巩固疗效。

二、1995 年 4 月 18 日，庆丰农场 23 队职工李某某，来诊自诉："每在月经来的前一天，大便下血如注，经来以后便止，跑了几个医院都没见效，止血药用的不少，吃过药打过针，也打了吊瓶，就是没止住。"细诊其脉，虚细无力，舌淡苔薄白，面枯黄隐黑，乃心肾不交之证。给其**顺经两安汤** 5 剂，以大补心、肾、肝三经，药用：当归（酒洗）15g，酒炒白芍 15g，熟地（九蒸）15g，土炒白术 15g，麦冬（去心）15g，山萸肉（蒸）6g，芥穗（炒黑）6g，升麻1.5g，人参9g，巴戟肉（盐浸）3g。水煎服，在月经来前一周开始服药，日1剂。每日上午针：补三阴交（双）、合谷（双）、神门（双）、复溜（双），补气清热养阴血，药完停针。于5月15日复诊，各种症状大有好转，继续用上方7剂，针补上穴，加血海（双）。于5月20日见经，再无大便下血现象。随访半年后未再复发，病告痊愈。

　　三、1996年4月，虎林市姜某某，女，26岁，商场职员，来诊自诉："每在行经前两三天，大便下血，颜色鲜红，量多三天后来经，色紫黑量少，质黏，来时艰涩不顺，有时候少腹胀痛，头晕气短，纳差便溏。"细诊之，其面色苍白，唇干舌淡，苔薄，舌边显紫线状绺条，脉浮弱近似芤象，形态消瘦。问其病有多久，答：已有三年多了，曾在市医院、省医院住院治疗5次，但出院不久，旧病复发。拿出以往资料都是用大量凝血止血药物。细心琢磨是证，久郁伤脾，脾虚统摄无权故而下血，肝郁不藏血形成血瘀，经络不通故而旁流。欲：治其本必大补心、肾以补肝，交融于心肾之间，给其**加味当归补血汤**7剂，药用：炙嫩黄芪30g，生嫩黄芪30g，当归炒黑酒浸12g，赤芍、杜仲、荆芥炭、姜炭各6g，土炒白术15g，贯众炭（制粉冲服）3g，水煎前七味去渣冲服贯众炭粉，日1剂。每日上午针：补三阴交（双）、合谷（双）、足三里（双）、血海、神门（双）。药完停针，精神焕发，饭量大增，面起红润，脉象和缓。效不更方，只加少量通络活血之竹茹5g，炒桃仁（去皮尖）3g，红花2g，以促使其祛瘀，生新血。继续服用7剂，5月下旬来经，色质正常，行经顺畅，病告痊愈。

四、1996 年 8 月，庆丰农场 20 队职工辛某某，女，35 岁，来诊自诉："自 1993 年冬东邻半夜失火，火势凶猛，全队人都很惊恐，当时我正值经期，第二天就大便下血，至经净才停。从此之后每在月经快来时，就大便下血，直至停经。在裴德、虎林等三四个医院治疗，都好两月，过后复发。"详诊之：面颊黑暗，双颧隐黄，脉浮数，舌淡苔垢，由于惊恐伤肾，肾水伤，肝木无所养，肝不藏血。气乱伤心火不养土，脾不统血，肝不藏血，误流大肠致便血。给其加味四苓散 7 剂，药用：土炒白术 6g，茯苓 6g，当归 6g，猪苓 4g，人参 8g，泽泻 4g，川芎 4g，地榆炭 3g。水煎服，日 1 剂。以健脾、疏肝。每日针：补神门（双）以调心气，泻少府（双），补三阴交（双）、蠡沟（双），以疏肝理气交融于心，补隐白（双）、大都（双）、中封（双）、期门（双），疏肝健脾以止血。药针同施，7 日后停药停针。8 月底来经，经前未曾便血，只是经期提前 5 天，为巩固疗效给其上方 10 剂，嘱其 9 月中旬开始服药，照上方 1 日 1 剂。9 月下旬经至再无大便下血现象，病告痊愈。

第十三节　经前脐下痛

于 1992 年，黑龙江省虎林市刘某某，女，26 岁，来诊自诉："每月在经来前三五日即开始肚脐以下疼如刀割，乍冷乍热，下的经水如黑豆汁。"细诊其脉：濡迟而沉，舌淡苔白，触其少腹冰手，证属寒湿二邪侵入冲任，给**温脐化湿汤** 4 剂，在来经前 10 天开始服用，药用：土炒白术 30g，白茯苓 9g，炒山药 15g，巴戟肉（盐水浸）15g，炒白扁豆（捣碎）9g，白果（捣碎）10 枚，建莲子（带心）30 枚。水煎服，日 1 剂。并从服药开始每日上午灸关元 10 壮、气海 10 壮，隔姜灸神阙 20 壮，太冲（双）、交信（双）、太溪（双）、三阴交（双）、脾俞（双）均补用烧山火手法。药完停针，5 天后见经，再无疼痛发生，后期经色变红。为善其后，嘱其用麦麸、谷糠各 500g 用米醋拌匀，再用铁锅炒黄装袋热敷脐下，每晚睡前敷至袋凉取下，连用半月。两年后到医院探望住院亲友，专拐到中医院告知治愈，身体健康，月经正常。并在 1993 年 10 月生一男婴，母子健康。

第十四节　经前少腹痛

1992 年 10 月，虎林市市民马某某，女，25 岁，来诊自诉："听说刘姐的病吃您的药彻底痊愈，我和姐的病一样，照她的方子吃了一阵子，也热敷了几天，就是没见效，才来求治。"细诊之，脉沉濡涩滞，舌紫苔厚，两唇青紫，问其经质，状似烂肉，小便涩痛，少腹发热。证属寒湿日久血凝成瘀，瘀则化热，故而温脐化湿汤无效，遂给其逐瘀利湿通经之品，药用：当归 15g，炮姜 1g，赤芍、元胡、赤茯苓、乌药、茵陈、吴茱萸、没药、川芎、桃仁（炒，去皮尖，捣泥）各 6g，醋香附、焦栀子各 4g，肉桂、怀牛膝、莪术各 3g。水煎服，日 1 剂。并每日针泻气海、关元、三阴交（双）、合谷（双），服药 12 剂，针 11 次见经，停止治疗。这次来经毫无思想准备，因为以前来经都是腹先疼几天后见经。停止针治，给其**加味桃红四物汤**7 剂，嘱其下月经前 10 天开始服用。药用：生地 15g，赤芍 10g，当归 12g，川芎 8g，桃仁（炒，去皮尖，捣碎）12g，红花 5g，元胡 10g，大黄 3g，栀子 5g，甘草梢 8g。水煎服，日 1 剂。经来质、色、量均趋正常告愈。

第十五节　经前乳胀

一、肝郁气滞　1994 年 7 月，庆丰农场十五连职工王某某，女，38 岁，来诊自诉："已有四五年了，每在经前三五天乳房胀痛，不敢触摸，经量特少，小肚子胀痛，不想吃饭，恶心想吐，经净后啥事也没了。每月都照常，一次不隔，小肚子疼，乳房胀，难受得要命，到几个医院去过拿几天药吃了也不管用，难受几天，经净病好又不当回事了。"细诊其脉弦，舌边有瘀斑，苔黄腻，时而太息，胸胁胀满。证属肝郁气滞，不得下达冲任，致使乳络失和。治应疏肝理气，调和经血，给其**逍遥散加味**7 剂，药用：当归（酒洗）9g，白术（土炒）9g，茯苓 9g，柴胡 5g，炙甘草 4g，白芍 6g，薄荷（后下）3g，夏枯草、露蜂房、霹雳果（另名王不留行）各 12g，生白芷 9g，苏罗子 12g，郁金 6g，川楝子、栀子、丹皮、元胡各 9g。水煎服，日 1 剂。在经前 10 天开始服用。并每日上午针泻太冲、中封、蠡沟、厥阴俞、胞俞，少泽点出血，泻肝俞、合谷、间使、章门、期门（上均双穴），以上 22 个穴位交替施治，每日施术 5～7 个穴位。药完停针，3 天后经至，未发生以前症状，但这次经多有块，色紫黑稠黏，行经不畅，是为病去大半，没有痊愈。嘱其下月经前照上方再服5剂，取汁冲服鹿角粉6g，一日一次。针泻三阴交（双）、曲池（双）、血海（双）7日。此后症状消失，行经期、质、量、色正常，行经顺畅，一年后随访，未曾复发。

二、1994年10月20日，庆丰农场十九队职工蒲某某，女，32岁，来诊自诉："近一年来每在月经前三五天内，乳房胀痛，憋得慌，摸摸揉揉就轻些，乳房自觉胀，摸着柔软，同时腰酸痛，可见经第二天就全好了，吃了几次药也没见效，求中医来治。"观其面色苍白，舌淡苔薄，诊其脉细沉弱，两尺更甚，两乳松软，只有两片皮，神疲，倦怠。是证为肾虚而水不涵木，致使肝郁气滞致乳头胀痛，给其疏肝之药，药用：覆盆子、菟丝子、川断、鹿角霜、仙灵脾、石楠叶、合欢皮各12g，香附9g，肉桂（后下）3g。水煎服，日1剂。在经前10日，连服7剂，经来停药。每日针补复溜（双），泻太冲（双），补太溪（双），灸肾俞（双）5壮。当月来经前未发症状，腰酸痛亦愈，为巩固疗效，上方继续服用月余，经前所有症状全消失，食欲增加，精神焕发，脉象和缓，面色红润，彻底痊愈。

第十六节　经前不寐

一、1950年，随恩师乐绍轩学医已3年，本村妇女刘某某，38岁，求师傅治疗，自诉："近一年多，每次月经提前三五天，心烦，口干舌燥，咽干，夜里烦乱得睡不着，越烦越睡不着。"师傅诊脉后让我学习，其脉细数，舌红，尖鲜红，苔黄。师问我："是证何治？"我断其为阴虚火旺，治当养血清心安神，遂处一方，药用：阿胶（烊化）9g，黄芩9g，黄连3g，白芍6g，五味子5g，枸杞子9g，朱茯神9g，合欢皮12g，桑椹2g，首乌藤12g。水煎服，日1剂。并每日针泻通里（双）、内关（双）清泻心火，补三阴交（双）益阴养血。处方后恩师点头，补充说，煎药后趁热去渣冲鸡蛋黄2枚服之更佳。这次是在恩师指导下的又一次临床处方治病，疗效很好，药完停针，一切症状全消。此后月经期、质、色、量均正常，再无烦躁、咽干、睡不着的现象发生。

二、1962年在任县，一农妇求诊，自诉："二年多了，每到经前，就头晕，浑身没劲酸软，腰腿臂软绵绵，像有了大病，到晚上乱梦，颠倒睡不着，翻来覆去，刚一入睡乱梦颠倒得睡不稳。"诊之，其脉细软，舌淡胖，苔薄腻，证属心脾不足。治当补益心脾，健脾，养血，安神，给其**归脾汤合益荣汤加减**，药用：党参、黄芪、土炒白术、当归、朱茯神、龙眼肉、炒枣仁各9g，大枣5枚，远志、木香各5g，柏子仁9g，紫石英12g。水煎服，日1剂。每日针补神门（双）、三阴交（双）、足三里（双）、气海、中脘。用药10天针治11次，月经到，睡眠踏实稳当，再无乱梦纠缠。饭量大增，二便正常，经行顺畅，5天经净，再无不适，半年后随访，再无复发。

三、1994年7月，在庆丰医院接诊联众三队农妇代某某，39岁，自诉："每月经前夜里睡不着，咽干口苦，心烦，光想发脾气，看啥都不顺眼，头痛晕眩，乳头胀痛。"细诊其脉弦洪，舌红，舌尖红甚，苔黄薄，证属心肝火旺，治宜清肝泻心火。给其加减**龙胆泻肝汤**，药用：龙胆草 6g，车前子（包煎）、生地、栀子、黄芩各 9g，甘草 6g，双钩藤 12g，知母 7g，黄柏 8g，猪苓、茯苓、炒枣仁各 10g。水煎服，日 1 剂。并每日上午针泻太阳（双）、肝俞（双）、胆俞（双）、太冲（双）、行间（双）、通里（双）、内关（双）。共服药 10 剂，针治 10 天，月经到，经前症状全都消失。为巩固疗效，给其龙胆泻肝丸三盒，嘱其在下次来经前一周按说明服用至经净，一年后随访，未再复发。

第十七节　经前眩晕

1994 年 3 月，庆丰农场奶粉厂职工孙某某来诊，自诉："每来经时头昏脑胀，神疲乏力，一连十几天，经净以后几天才好，再没不舒服的。"详诊之，面色萎黄，没精打采，状似过多劳累，疲倦，脉细缓，舌淡，苔薄，一派气血双虚之象，知其素体虚弱，气虚下陷，清阳不升，血虚不能上荣于脑，故而经期阴血下行，血虚更甚，眩晕发生，治应益气养血，给其**加味圣愈汤** 10 剂，药用：黄芪 15g，党参 25g，当归 15g，川芎 20g，熟地 20g，白芍 9g，山萸肉 12g，菊花 10g，丹参 10g，天麻 15g。水煎服，日 1 剂。在经前 10 天开始服用。并每日上午针补神门（双）、三阴交（双）、灸心俞（双）、灸脾俞（双）、足三里（双），药完停针。4 月来经时，则症状大轻，效不更方，给其上方 5 剂，在经前 10 日开始服用。药完 3 天后来经，再无晕眩症状出现，一年后随访，愈后再无复发，现经行正常，身体健康。

第十八节　经前口疮

一、1963 年 8 月，黑龙江省密山市金沙乡九号屯农妇钱某某，女，36 岁，来诊自诉："已二年多每到月经来前三至五天，口唇黏膜溃烂，舌头裂纹，头痛厉害，说话、吃、喝痛得更严重，接连十多天，等经净后慢慢就好。"就这每月闹上十多天折磨得她受不了，口唇起泡，舌碎，牙龈肿胀，大便秘结，小便发红，喝多少水也不解渴，心烦，夜里睡不好，每月往前赶几天，经多，有时淋漓不净，沥沥拉拉好几天。细诊之，脉弦细数，舌红苔薄黄，呼出气有腥味。综上症状，证属心火、胃火上炎，阴虚火旺，经期血下注入冲任，火炽上炎而致。治宜清泻胃火，降心火。给其滋肾养心阴液之**玉女煎** 10 剂（加减），药用：生石膏 30g（先煎），生地、熟地各 12g，川牛膝、麦冬（去心）、知母、黄芩各 9g，川黄连 3g，大黄（后下）9g。水煎服，日 1 剂。每日上午针泻内庭（双），补复溜（双），泻三阴交（双），以清热泻火。药完停针，当月在经前即症状大轻。遂继给上方 10 剂，嘱其在下月经前 10 天开始服药。于 10 月中旬前来复诊，自称：服药后症状再无出现，经期口腔清爽，再无口疮现象，两个月经周期的治疗病告痊愈。

二、1963 年 9 月，裴德市一农妇，38 岁，来诊自诉："每在经期口腔溃烂，说话吃饭痛得严重，身体烘热，便秘纳差，经净几天后症状消失。"诊其脉虚浮数，尺脉尤甚，舌红苔黄而腻。证属阴虚内热，给其**知柏地黄丸料加味** 10

剂，药用：生地 16g，山萸肉 8g，生山药 8g，黄柏 10g，知母 8g，茯苓 6g，泽泻 6g，丹皮 6g。水煎服，日 1 剂。每日针泻内庭（双）、三阴交（双）、通里（双），以清泻胃火、心火。药完停针，当月经来则未发生症状，经净复诊，脉象和缓，体温正常，遂给其上方 5 剂，嘱其下月经前一周开始服药。并给其二妙丸 10 盒，嘱其按说明服用。半年后引亲友来诊，告诉：自从服完 5 剂药又服了一段时间药丸子，身热舌碎、口腔溃疡都没复发。

三、1996 年 8 月，庆丰农场职工耿某某，女，35 岁。求诊自诉："每月经前口腔糜烂，下唇外翻如无皮状，吃饭、喝水、说话感觉辣痛，经净三五天就好，月月如此。曾在内科治疗二年，服过核黄素和多种维生素，也打过吊瓶，都能治好，可是到下月来经旧病复发，一点都没见轻，几年来已失去治愈信心。"细诊之，脉细数，舌红苔黄，问知便秘溲短赤，口渴不欲饮。给其**甘露饮加减** 10 剂，药用：生地、熟地、枇杷叶各 12g，天门冬、麦门冬、茯苓、黄芩、石斛、茵陈各 9g，柴胡 4g，枳壳 5g，生甘草 5g。水煎服，日 1 剂。并每日针泻内关（双）以清心火，泻内庭（双）、厉兑（双）以清胃热，每在经前 10 天开始药针兼用，经两个月经周期的治疗彻底痊愈。

第十九节　经前妄言妄见

一、心血不足　1995 年 3 月，虎林市市民常某某领其妻刘某某，34 岁，来诊代诉："妻子已病三年多，医院都没彻底治愈，每月经前数天，出现精神异常（等经净几天后恢复正常，不像有病），随月经周期反复发作，悲伤欲哭，精神恍惚，不由自主，也不能睡，心惊胆小，沉默寡言，多思善虑。"细诊之，脉细缓无力，舌淡苔薄白，证属心血不足，素体阴虚，心失濡养，血不荣脑，神不守舍。治宜养心宁神，给其**甘麦大枣汤**合**百合地黄汤** 10 剂，药用：浮小麦 20g，甘草 6g，大枣 6 枚，百合 10g，生地 8g，远志肉 10g，炒枣仁 10g。水煎服，日 1 剂。每日上午针补神门（双）、三阴交（双）、心俞（双）、肝俞（双），泻太冲（双）。经过两个月经期的针药治疗病告痊愈，半年后随访未再复发。

二、肝郁火旺 1964 年 8 月，黑龙江省虎林市金沙乡八号屯乡农民张某某，女，38 岁。来诊自诉："自山东老家迁来已有四五年了，为接不接公婆到这来，常和丈夫闹气，每到经前七八天，心烦易怒，情绪特别激动，不由自主地想大喊大叫，有时想光着膀子站到山顶喊叫闹个十天八天，月经来到才能安稳心静。"细诊之，其脉弦数有力，舌质干红，苔黄厚，面青萎黄，唇干，左颊青红。问知小便短赤，大便秘溏无常。全面分析证属肝郁火旺，治宜清肝泻火，给其**加减龙胆泻肝汤** 10 剂，嘱其经前 10 天开始服用，药用：龙胆草（酒炒）9g，酒炒栀子、当归、泽泻、车前子（包煎）、丹皮各 8g，生地 10g，黄芩 6g，黄连、甘草各 3g，生龙骨、生牡蛎、钩藤各 15g。水煎服，日 1 剂。每日上午针泻阴陵泉（双）、太冲（双）、丘墟（双）以清肝泻火，泻通里（双）、神门（双）清心除烦，理气解郁，间使（双）以清肝泻火。药完停针，3 天后月经到，未发生以前症状，只是经来前一天有些疼痛心烦，但一想到正在治疗期间一定要控制情绪的医嘱，也就安心了。复诊时，效不更方，继给其上方 10 剂，嘱其下两个月经周期都在经前一周服药。半年后随访，痊愈后未再复发。

三、痰气郁结　1995 年 8 月，庆丰农场八连职工李某某领其妻邓某某，38 岁，来诊代诉："已有二年多，其妻每在经前五至六天内情绪抑郁，头晕目眩，痰涎特多，倦怠嗜睡，自悲自泣，有时无故痛哭流涕，语无伦次，不避亲疏，忧心忡忡，有时沉默寡言，大便秘结，可等经净后啥病也没了。到管区大医院去了几趟，中西医都没治好，到月就犯。"综其代诉，细诊其脉濡滑细弦，舌绛苔薄白腻，证属肝气郁结，痰蒙清窍。治宜理气解郁，化痰开窍，方用**生铁落饮**，药用：陈皮、枳壳、石菖蒲、天竺黄、大黄（后下）各 6g，茯苓、竹茹、丹参、川贝母、胆南星各 10g，法半夏、连翘、远志、甘松香各 8g，天门冬、麦门冬各 15g，钩藤 18g，生铁落 100g。水煎服，日 1 剂。服药期间忌食醋类、羊肉、猪肉、鱼类。经前 10 天开始服药，并每日上午针灸：泻丰隆（双）、阴陵泉（双）、内庭（双）、天突以利气绛痰清热，灸水分、天枢（双）各 5 壮，隔姜灸神阙 10 壮，灸补脾俞（双）。药完停针，当月经来症状大轻，唯独胸闷憋气照旧，遂将上方陈皮、枳壳加 5g，继服 10 剂。于 12 月份前来复诊，自诉：一切症状全消，唯恐以后复发再求一方。给其顺气消食化痰丸 1 剂，药用：胆南星、姜半夏各 250g，青皮、生莱菔子、炒神曲、炒麦芽、炒山楂、葛根、杏仁（去皮尖）、醋香附各 15g，陈皮 20g。共制极细粉，姜汁煮为丸，每丸 9g，每天一丸，开水送服。一年后引亲友来诊，谈到服完药丸彻底痊愈，未再复发。

第二十节　经前荨麻疹

一、肝旺血热　1995年8月，庆丰农场十二连职工邵某某，女，36岁，来诊自诉："已有二年，每在月经前一周左右，全身出现鲜红色的隐疹，越痒越挠，越挠越多，很是烦心，经期过后即消失，月月如此，跑了三四个大医院也没治好，现在对抗过敏的药胃口又受不了。"细诊之，其脉弦细而数，唇舌鲜红，苔黄薄腻，问知大便秘结，经期超前，经色黯红而量多。证属肝旺血热，血分有热，化火夹湿，蕴阻肌肤而致病。治用清热凉血、平肝疏风之剂，给其**消风散**合**龙胆泻肝汤加减**，药用：荆芥10g，防风、生地、车前子（包煎）、薏苡仁各10g，牛蒡子、胡麻仁、当归、龙胆草、柴胡各8g，蝉衣、栀子、黄芩、知母各6g，麦冬10g，熟军炭6g。水煎服，日1剂。嘱其经前10天开始服药。并每天上午针泻天枢（双）、中脘、合谷（双）、三阴交（双），共奏祛风散邪、通腑泄热之效。药完停针月经到，本月未发生以前症状。为巩固疗效，继给上方10剂，嘱其下月在经前10日开始服用。12月前来复诊，谈到已有三个经期没有发病，共服药20剂，针灸10次，病告痊愈。

二、血虚生风　1995年9月，庆丰农场十六连职工康某某，女，36岁，来诊自诉："已有半年，每月在经前十多天，遍身出现片状荨麻疹，皮肤干燥，总觉皮下有蚂蚁窜似的发痒。月经量多，色淡如水，头晕目眩，心悸气短。见经后症状好转，等经净几天后，症状全消如无病。月月犯病，曾到过几个医院治疗，抗过敏的药用过不少，也吃药也打针，还打过吊瓶，都是当月好了，下月还犯。"细诊之，见其面色苍白，音低气馁，遍身片状尖红根白小疹，皮肤干燥，挠起白屑。舌胖淡，苔薄白，脉细软短，一派虚象。综上症状，证属营血不足，血虚生风，肤失所养而致。治应养血祛风，给其**加味四物汤** 10 剂，嘱其经前 10 天开始服用，药用：黄芪9g，当归8g，何首乌10g，熟地8g，白芍7g，川芎6g，白蒺藜9g，防风、荆芥各10g，甘草6g，仙鹤草8g。水煎，送服人参归脾丸，日 1 剂。每日上午针泻天枢（双）、足三里（双）、合谷（双）、解表通里、表里双解，补三阴交（双）灸 10 壮，补神门（双）补益心脾以养血生血，泻曲池（双），灸血海（双）各 5 壮，以疏风解表调和营卫。药完停针，月经来各种症状大轻，继用上方三个月经周期，症状全消失，告愈，随访一年后无复发。

三、血瘀阻滞　1996 年 3 月，庆丰农场奶粉场职工孙某某，女，35 岁，来诊自诉："每月来经，量少不畅，在经前一周脸上及全身出现紫红斑疹，少腹胀痛，经有似鸡肝状血块，等经净后疹块自消。曾在妇科治疗年余，时效时犯，特来求诊，想吃中药。"细诊之，其脉弦涩而细，舌紫有斑，皮疹尖红根紫，证属瘀血内阻，气机不畅，不得疏泄而致。治宜活血养血祛风，给其**加味桃红四物汤** 7 剂，嘱其经前一周开始服用，药用：炒桃仁（去皮尖）6g，红花 6g，当归10g，川芎6g，熟地10g，赤芍8g，丹皮10g，全瓜蒌8g，牛膝6g，紫草根10g，元胡10g。水煎服，日 1 剂。每日上午针泻曲池（双）、足三里（双）、血海（双）。药完停针，月经到症状减轻，继用上方10剂，嘱其下月在经前 10 日开始服药。服药 5 剂月经提前 4 天而到，月经量超前一倍，且紫黑块多，行至 5 天变为淡红色，少腹没痛，斑疹稀疏。为善其后，继给上方去元胡 5g 剂照前用法，半年后随访无复发。

第二十一节　经前泄水

1994 年 3 月，庆丰农场医院护士赵某某，女，30 岁，来诊自诉："已有三年多，每月都阴道泄水如尿，两三天后来经。"诊其脉缓无力，舌淡嫩胖，苔白薄，面萎黄，问知纳差便溏，神疲乏力。证属脾虚不固，水湿停聚，经血将流注于血海，而水湿乘之，以致经前泄水。治宜健脾、补气、除湿，方用**健固汤**加温肾祛湿之品，药用：党参 10g，炒白术 30g，茯苓 10g，薏苡仁、巴戟天各 12g，补骨脂、白扁豆各 8g，陈皮 6g。水煎服，日 1 剂。嘱其在经前 10 天开始服药。每日上午针补太白（双）、灸脾俞（双）5 壮，三阴交（双）、阴陵泉（双），针后灸各 5 壮。药完停针，当月来经未见泄水。为巩固疗效，继用上方 10 剂，于下月在行经前 10 天开始服药，再无泄水现象，而经按期而至，色、质、量都正常，病告痊愈。

第二十二节　经期吐血

1996 年 9 月，庆丰农场十五队职工李某某，女，38岁，12 日凌晨来诊，其夫代诉："患者一般都在月初 10 天前后来经，昨夜突然吵着肚子疼，没待半个小时，大口吐血，甚是吓人，原来未曾得过此病，西医打了几个止血吊瓶也没见效。"细诊其脉，弦，尺虚弱，舌紫苔黄，气逆不顺。据症状全面分析，为肝经气逆，血随气上逆，经从口出。肾为肝之母，疏肝顺气，必须顺气补肾，给其**加减顺经汤** 10 剂，药用：酒洗当归 15g，九蒸熟地 15g，酒炒白芍 6g，黄芩、沙参、芥穗（炒黑）、怀牛膝各 9g，丹皮15g，茜草炭 8g，柴胡 3g。水煎服，日 1 剂。每日上午针补太溪（双）、太冲（双）以补肾气，理气疏肝；泻蠡沟（双）、中封（双）以柔肝通经。服药 3 剂，针刺 4 次，经来顺畅，吐血顿止而出院，嘱其带回 5 剂药，下月经前 5天服药，照前方。半年后随访，经前再无吐血，经来顺畅，期、质、色都正常。

第二十三节　逆经血上目

一、1963 年 8 月，接诊黑龙江省密山市金沙农场职工李某某，女，36 岁，自诉："已三年多每在来经前几天，两眼白睛血红，眼生胬肉，灌睛朱红，等经净三天后症状全消。"诊其脉沉数有力，舌红苔黄，口干舌燥，证属血热上逆，经来之际受阻，使血上逆于目，给其**加减通经散** 7 剂。药用：生地、苏木、红花、羌活、薄荷（后下）、川芎、香附（醋炒）、当归、栀子（炒黑）、木贼、赤芍、甘草、黄连各 6g，黄芩 12g，大黄（后下）3g。水煎服，在经前一周开始服药，日 1 剂。同时每日上午针泻血海

（双）以清血热，泻行间（双）以平肝熄风，刺太阳
（双）、上星出血清热明目，光明（双）、曲池（双）、三
阴交（双）以滋肝肾，补水生木、明目。药完停针，次日
见经，经行顺畅，色、质、量均正常。5日经净，未出现
逆经、血上逆灌睛现象，效不更方，为巩固疗效，照前方
又给7剂，下月经周前开始服药。一年后随访，未再复发，
病告痊愈。

　　二、1997年5月，黑龙江省虎林市庆丰农场九队职工皇
甫某某，女，39岁，来诊自诉："半年来每到来经前几天，
两眼血红，胬肉攀睛，肿涩难睁，经净三天后自然消退。有
时头痛发热，恶寒，懒怠吃饭，大便干涩，口干苦。"诊之，
其脉洪数有力，舌红苔黄，干涩无津。面如重枣，呼出之气
发热，一派热象。证属血热阻经，血随热上逆。治宜清肝
热，凉血明目。药用顺经散加减，水煎服，药用：苏木8g，
红花6g，生地10g，羌活6g，薄荷（后下）6g，川芎6g，香
附（醋炒）6g，当归15g，栀子（炒黑）6g，木贼6g，赤芍
6g，甘草6g，黄连10g，黄芩15g，大黄（后下）3g，在经
来前10天开始服药，日1剂。用完药再无出现以前症状，
随访几年后未复发。

第二十四节　经来带多

　　1994年，庆丰农场物资科干部郭某某，女，40岁，来诊
自诉："近两年来每在经期前几天，白带特多，经来带止，经
色紫黑，有腥臭味，口干渴，喝水多于平时。"细诊其脉濡

数，舌红，苔薄黄，无津干燥，问知溲黄短涩。证属湿热内阻，故而脾虚湿盛，反侮肝木，肝郁生热，湿热蕴结而注带脉，给其**八珍汤加减** 7 剂，药用：当归 15g，茯苓、川芎各 6g，白术、白芍各 9g，桂心、酒炒黄芩各 3g，小茴香、没药各 4g，炙甘草 2g。水煎服，在月经前 10 日开始服药，日 1 剂，服至见经。每日上午针泻带脉（双）、三阴交（双）、阴陵泉（双）以清湿热，利三焦；补气海、关元以健脾气、调冲任，调气血。药完停针，下月复诊，自诉："仍是在来经前几天头晕倦怠，胸闷腹胀。"诊其脉，数滑弦，知其湿热未除，故而罔效，遂改用**萆薢渗湿汤** 7 剂，药用：萆薢 10g，苡仁 20g，盐黄柏 15g，丹皮 10g，赤茯苓 10g，泽泻 10g，滑石 10g，通草 5g。水煎服，日 1 剂。药完见经再无白带下流，病告痊愈。

第二十五节　经来腰痛

1995 年 10 月，庆丰农场奶粉场职工郑某某，女，36 岁，来诊自诉："每月在月经来潮时腰痛严重，浑身酸软无力，稍微累点就痛得厉害，躺下休息痛疼减轻。"诊其脉细微沉，舌淡苔薄，面萎黄，双颧黄青，两尺脉细如丝。证属素体阴虚，行经之后阴精更虚，致使肾气亏损而致腰痛。给其补肾养肝调经止痛之剂，方用**加味归肾丸**，药用：当归、熟地、黄芪、山萸肉、茯苓、杜仲炭、川断、桑寄生各 10g，川芎 8g，白芍、炙甘草、丹皮、怀牛膝各 8g。水煎服，日 1 剂。在经前 10 日开始服用。每日上午针：补肾俞（双）、泻双手四腰痛穴、灸关元以温补**肾元**，补大杼、补太溪（双）补肾之精血不足。药用 10 剂、针灸 11 次，经至未出现腰痛，上方继用两个月经周期告愈，半年后随访，未再复发。

第二十六节 痛 经

一、1993 年 10 月，黑龙江省虎林市庆丰农场十九连职工崔某某，来诊自诉："今年水稻田插秧时正值行经受凉，每逢经期，少腹冰凉还痛，捂上热水袋才觉得舒服，经色浓得像黑豆汁，还有似鸡肝样的小块，常觉身上冷，大便溏稀，不成形。"细诊之，其脉沉紧底硬，舌边发紫，苔白薄，舌中有瘀斑。综上诊断给其温经散寒之剂以散寒清瘀，给其**加减少腹逐瘀汤** 7 剂，药用：没药 5g，莪术、当归、元胡（醋炒）各 9g，五灵脂（醋炒）、蒲黄（二味包煎）各 12g，良姜，肉桂各 4g。水煎服，日 1 剂。并在每日上午用艾柱灸关元、气海各 20 壮，三阴交（双）各 10 壮，隐白（双）艾条灸 5 分钟。治疗 5 天服药 5 剂月经来，症状大轻。继续治疗 7 天后暂停治疗，经净后再无任何症状。直至下个月经周期，3 天前照前方用药施灸。月经到，色质正常，行经顺畅，再无少腹冰冷、畏寒现象。最后疗程用完病愈，半年后随访再无复发，身体健康，月经正常。

二、1994 年 3 月，庆丰农场十九队职工于某某，女，32 岁，来诊自诉："已有两年多每到经前腹疼厉害，怕冷便溏，但大便不顺，经色紫黑，质稠如黏油。"诊其脉涩迟沉，舌紫有斑，苔黄腻，知其寒凝血瘀，瘀久化热，给其**膈下逐瘀**

汤加味 7 剂，药用：当归、赤芍、炒桃仁（去皮尖，捣泥）、丹皮、香附（醋炒）、五灵脂（醋炒，包煎）、元胡（醋炒）各 9g，川芎、枳壳、乌药各 6g，红花 5g，炙甘草 3g。水煎服，日 1 剂。每日上午针泻三阴交（双）、合谷（双）、血海（双）、中极、关元以行气祛瘀。照上方每在经前 10 日施治，连治三个月经周期而愈。

三、1994 年 7 月，庆丰农场六连职工董某某，女，38 岁，来诊自诉："去年 8 月行经期与连长吵架后感到少腹作胀而痛，乳房胀痛，自此之后，每在经来就痛，已近一年，还曾住院治疗，下月还是旧病复发，打针、吃药都没管用。"诊之：脉弦，舌红偏紫苔微黄，善太息，面红如醉，左颊青紫。证属气滞肝郁，治应疏肝理气，给**逍遥散**加减 7 剂，药用：柴胡、当归、白芍、白术、茯苓、川楝子、玄胡（醋炒）各 9g，炮姜 3g，薄荷（后下）3g，炙甘草 5g。水煎服，日 1 剂。经前一周开始服药。每日针泻中封（双）、蠡沟（双）、行间（双）以疏肝理气。连用两个月经周期后，各种症状消失，病告痊愈。

四、1994 年 7 月，庆丰农场六连职工车某某，女，38 岁，来诊自诉："每在经前胸闷憋气，乳胀，腹胀痛，见经两天就好，经色发紫，行经不顺畅。"诊其脉沉弦底硬，舌紫有斑，苔白，给其**加味四物汤** 7 剂，药用：当归、莪术、赤芍、熟地、川芎、元胡（醋炒）各 9g，香附（醋炒）、桃仁（炒去皮尖，捣泥）各 6g，红花 6g，砂仁（后下）3g。水煎服，日 1 剂。经前 10 天开始服药至见经停药。每日上午针：泻三阴交（双）、合谷（双）、血海（双），艾灸太冲（双）、中极、关元、气海，不动补太溪（双）。施治 5 天见经，未发生以前症状。余下两剂药，下一周期服用，一切症状全消，告愈。

五、1994 年 2 月，庆丰农场六连职工李某某，女，36岁，来诊自诉："一年多了，每在经后少腹冷痛绵绵数月，老觉像小腹有个瘤，飕飕地进冷风，经水来时只有几滴似水淡血，若用热水袋暖着就觉舒服，吃饭也不愿吃，隔两顿不吃也不觉饿。"详诊之，观其面无血色，苍白萎黄，瘦弱神疲，问知大便溏秘无常，心悸，晕眩，脉虚而细，舌淡，舌边有齿痕，苔薄白，一派气血两虚之象。给其**加味十全大补汤** 10 剂，药用：炙黄芪 20g，桂枝 15g，人参 10g，土炒白术 20g，茯神 15g，炙甘草 8g，当归 15g，白芍 10g，熟地15g，川芎 8g，阿胶（烊化）10g，炮姜 5g。水煎服，日 1剂。每日上午针补合谷（双）、三阴交（双）、足三里（双）、神门（双）以培养肝、心、脾、肾，补益气血。治疗 7 天，月经至，停针，继服药，药完 3 天后经净，又开始冷痛，两天后痛止，再痛也比治疗前减轻大半，效不更方，照上方继续服用 7 剂，4 月份，行经顺畅，色、质、量均正常，经净后略觉少腹冷痛，用热水袋暖了一时，即痛止，再无他症出现。

六、1994 年 5 月，庆丰农场五连职工辛某某，女，36岁。来诊自诉："每月行经，双膝酸软无力，头晕耳鸣，经淡似水只来几滴，经净后脐下空痛，冰凉，热敷才感到舒服，大便溏稀。"详诊其脉，沉而细，舌质淡，苔薄白，唇淡。**给调肝汤** 7 剂，药用：炒山药 15g，阿胶（白面炒，烊化）9g，当归（酒洗）9g，白芍（酒炒）9g，山萸肉（蒸熟）9g，巴戟天（盐水浸）3g，甘草 3g，荆芥（炒黑）6g。

水煎服，日 1 剂。每在来经之日开始服药。并针补太溪（双）、复溜（双）、三阴交（双）、行间（双）、太冲（双），以滋补肝肾，养血益肝肾。治疗后第一个经期，脐下变温，疼痛大轻，效不更方，停止针治，照上方继用 7 剂，一切症状消失，经期、色、质均正常，再无出现腿软头晕耳鸣，身体健康，饭量增加，少腹温暖，二便正常。

七、本院内科护士长梁某某，女，30 岁，来诊自诉："每在经前腹疼如拧，见经后当天痛止，初来经紫有块，三天后经趋正常，欲求用中药治疗。"细诊之，其面青紫，脉涩，舌有斑点，苔黄少津，左颊铁青隐红。分析是证，为肝郁气逆，久之生热而血凝，给其：酒炒白芍 15g，酒洗当归 15g，炒栀子 9g，丹皮 15g，白芥子 6g，柴胡 3g，黄芩（酒炒）、香附（醋炒）、川郁金（醋炒）各 5g，甘草 3g。水煎服，日 1 剂。以补肝之血，解肝之郁，利肝之气，降肝之火。连用 10 剂后，到期见经顺畅，再无块状，经前没痛。为善其后，嘱其下月来经前照上方再服 5 剂，3 年未曾复发。

第二十七节　经水忽来忽断时疼时止

1994 年 10 月，庆丰农场十五连职工戴某某，女，38 岁，来诊自诉："八年来经水忽来忽止，有时腹痛，有时浑身发热，在屋外穿不住外衣，有时感冷，穿上外衣还觉发抖。"诊之，其脉弦紧，两尺沉迟，面青，左颊青近似黑，舌淡苔薄白。经详问病因，知其在半年前，在行经时，稻田育苗偶遇风雨交加，避雨不及感受风寒而得此病。细思之，行经之际腠理大开，受风之吹，寒之袭，则肝气为之闭塞，经水之道路亦闭，寒热之作由是而起，治法宜补肝中之血，通其郁而散其风，给其**四物汤加味**7 剂。药用：大熟地（九蒸）30g，白芍（酒炒）15g，当归（酒洗）15g，川芎（酒洗）9g，荆芥穗（炒黑）3g，白术（土炒）15g，丹皮 9g，元胡（酒炒）3g，甘草 3g，柴胡 3g。水煎服，日 1 剂。用四物以滋脾胃之阴血，用柴胡、白芍、丹皮以宣肝经之风郁，甘草、元胡以利腰脐而和腹疼。每日上午针泻行间（双），补泻太冲（双），泻补章门（双），期门（双）、间使（双）、三阴交（双），泻补足三里（双），上穴轮替施治。药用 5 剂时经至，行经顺畅，未发腹疼，仍有寒热往来之感。停止针灸，继续用药。7剂药用完，3 天后经净，再无任何症状，直至 11 月，经至未发生忽来忽止及腹疼症状，但仍有寒热往来之感，遂用上方 5剂，照前服用。拿走药后，再无回音。直到春节后到场部拜年，告知二次服药后，每次经至，期、质、色、量都很正常，原有症状全都消失，只是食欲欠佳，浑身无力，给其**八珍汤**加清导之品 5 剂，药用：当归 10g，熟地 15g，白芍 8g，川芎5g，党参 10g，白术 15g，茯苓 10g，炙甘草 8g，焦麦芽 10g，焦山楂 8g，神曲 10g，砂仁（后下）5g，木香 3g。水煎服，隔日 1 剂。半年后随访，月经正常，身体健康。

第二十八节　经期头痛

一、血瘀　1996 年 3 月 16 日，庆丰农场三连职工李某某，女，38 岁，来诊自诉："近一年来每在经期头痛，痛如锥刺，按摸更痛，其经行不畅，量少有块，少腹胀痛，等行经顺畅，后期痛减，经净痛止，月月如此。"诊之，其脉弦而涩滞，舌红边有瘀斑，苔黄薄。是证为瘀血内阻络脉，使清窍不利不通，故而不通则痛。治宜活血化瘀，给其**桃红四物汤加味** 10 剂，药用：桃仁（炒，去皮尖）6g，红花 6g，当归尾 10g，川芎 8g，生地 10g，赤芍 8g，白芍 8g，牛膝 8g，枳壳 8g，柴胡 6g，葛根 8g。水煎服，日 1 剂。并每天上午针泻列缺（双）、行间（双）、头维（双，平刺）、合谷（双）、太冲（双）。药完，停针。下个月经周期，头痛明显减轻，经量超过以往一倍，开始稠黏有块，行至第四天，色质正常，头痛停止。又给其上方 5 剂，嘱其下个经期前 10 天开始服用，隔月 1 剂。半年后到医院探望亲友，告知愈后，再无复发，月经顺畅，色、质、量、期都很正常。

二、肝郁 1996 年 3 月 10 日，庆丰农场十一队职工白某某，女，35 岁，来诊自诉："每月来经前两个太阳穴胀痛，胸胁胀满不舒，常觉憋屈，长出口气感到舒服点，行经不畅，色紫黑，时欲发脾气。"细诊，脉弦左关尤甚，舌质淡红，苔薄白。是证为肝气郁结，气为血帅，气结血瘀，不能上供脑窍，故而头痛。治宜疏肝解郁，理气活血，给其**柴胡疏肝汤加味** 7 剂，药用：柴胡 6g，白芍 8g，枳壳 6g，川芎 10g，香附（醋炒）10g，陈皮 6g，甘草 5g，薄荷（后下）5g。水煎服，日 1 剂。每日上午针泻行间（双）、太冲（双）平肝抑木，补三阴交（双）以滋阴养血，补中脘、足三里（双）以补中益气。药完，停针。5 天后月经到，开始3 天经色紫黑，质稠量多有块，3 天后经色变浅，质稍稀没有血块，头痛消失。效不更方，给其上方 5 剂，嘱其经期前

10天开始服用，隔日1剂。7月中旬，前来复诊，自诉：月经正常，没再头痛，请求再拿几剂药以防犯病。给其**人参养荣汤**加疏肝之品7剂，药用：柴胡8g，党参6g，炒白术6g，茯苓6g，炙甘草5g，当归8g，熟地8g，白芍6g，黄芪10g，桂枝6g，远志3g，陈皮5g，五味子5g，郁金5g，乌药8g。水煎服，日1剂。

三、肝胆火旺　1981年7月10日，在山西省文水县下曲镇卫生院接诊农妇王某某，女，39岁，自诉："每月经来前几天头痛如裂，脖子板滞僵硬，心烦躁，看啥都不顺眼，老发脾气，大便秘结不顺，小便短黄涩，带多偏黄有腥臭味，每月都提前五六天，嘴苦咽干。"细诊之，其脉洪弦而数，舌质深红近紫，苔黄厚燥腻。据诊是为肝胆火旺，肝阳上亢。治宜平肝泻火，镇肝熄风。给其加减**龙胆泻肝汤**7剂，药用：生地、车前子（包煎）各12g，黄芩、栀子、龙胆草、当归、苦丁茶、泽泻、丹皮、柴胡各9g，甘草5g，木通6g。水煎服，日1剂。并每日上午针泻丘墟（双）、行间（双）、太阳穴（双）刺血、太冲（双）、解溪（双），以清降肝胆之火。药完，停针。于23日经至，头痛项强均比治前减轻大半，行至25日，一切症状全部消失。为善其后，给其龙胆泻肝丸3盒，嘱其按盒上说明服用。半年后回访，彻底痊愈。

四、肝胆火旺　1962年3月，在任县接诊一农妇唐某某，女，38岁，自诉："行经时头痛严重，脖子板滞，爱发脾气，大便秘结，小便短赤，口苦咽干，有时想吐。经来提前，量多色鲜红，平素带下发黄，已有两年多了，吃过西药，打过针和吊瓶，横竖没治好头痛。"细诊之，观其面红如醉，舌深红近紫，苔黄厚，脉弦而紧。证属肝胆火盛，肝阳上亢，治宜潜阳泻火平肝，给其**镇肝熄风汤** 7剂，药用：怀牛膝、代赭石各 20g，龙骨、牡蛎、龟板、白芍、玄参、天门冬各 10g，川楝子、麦芽（炒）、茵陈各 6g，甘草 4g。水煎服，日 1 剂。并每日上午针泻行间（双）、太冲（双）平肝抑木，补三阴交（双）滋阴养血泻火。补复溜（双），泻丘墟（双）滋水抑木泻火。药完停针，5 天后经至，行经 6 天，症状大减，头痛一天比一天轻，行经顺畅，大便、小便都正常。为善其后，给其上方 5 剂，嘱其下个经期前 7 天开始服用。半年后回访，愈后未再复发。

五、气血虚弱　1969 年 5 月，邻居妇女周某某，女，35 岁，求诊自诉："已三四年时间，每次来经前，头痛、头昏，心慌气短，经量忽多忽少，色淡，浑身没劲，老觉疲乏。"诊其脉细缓，舌淡，苔白，唇发白，因平素体弱，行经时阴血下注冲任，气血更是不足，清窍脑髓更失濡养，故而出现这些症状。治宜益气养血，气血双补，给其**加味八珍汤** 10 剂，嘱其在经断后半月开始服用，并每天到我家给其针补足三里（双）、合谷（双）、三阴交（双）、神门（双）。药完停针，感到浑身有劲，饭量也增大了，当月来经，再无不适，嘱其再服人参归脾丸 5 盒（按说明服用）以巩固疗效。

六、1953 年 8 月 16 日，邻居周大婶，40 岁，来诊自诉："不愿吃饭，隔一顿不吃也不感到饥饿。每到行经前后，头重昏痛，胸闷泛恶，经行不畅。"观其体质白胖，素体湿重蓄痰浊，脉滑弦，舌润苔白腻，给其**半夏白术天**

麻汤 7 剂，药用：半夏 8g，茯苓 10g，橘红 7g，白术 10g，天麻 10g，山栀、川芎各 8g，甘草 3g，生姜 5 片，大枣 3 枚。水煎服，日 1 剂。每日上午针泻丰隆（双），补阴陵泉（双），泻百会以健脾化痰止头痛。药完，停针，从此再未复发。

七、除以上六个类型用不同方剂对症施治，疗效较为满意外，在临床常用**清上蠲痛汤**，治愈不少不明原因的头痛。药用：麦冬 10g，酒炒黄芩 8g，羌活、独活、防风、苍术、当归、川芎、白芷各 6g，蔓荆子、菊花各 4g，细辛、甘草各 2g，生姜 1g。水煎服，日 1 剂。若左边痛加红花 2g，柴胡 3g，龙胆草 2g，生地 3g；若右边痛加黄芪 2g，葛根 3g；正额上眉棱骨痛者，食积痰壅者加天麻 2g，半夏 3g，山楂 3g，枳实 2g；头顶痛者加藁本 3g，大黄 1g；若风入脑髓而痛者加麦冬 3g，苍耳子 3g，木瓜 2g，荆芥 2g；气血两虚常自汗者加黄芪 3g，人参、白芍、生地各 2g。

第二十九节　经行不畅、经色黑紫带块

1995 年 8 月，庆丰农场十九队职工张某某，女，38 岁，来诊自诉："每月来经少，胀痛，不思吃饭，大便燥结，行经不畅。"诊其脉弦涩数，舌紫苔黄厚，证属肝气不疏，脾胃气滞，气阻郁而热生。给其**加减当归散** 7 剂，药用：当归、川厚朴、桃仁（炒去皮后捣泥）、焦山楂、炙鳖甲各 9g，川芎、青皮、陈皮、赤芍各 5g，枳壳、广木香、大黄（酒炒）各 3g，槟榔、泽泻各 5g，炮姜 2g。水煎服，日 1

剂。每日上午针补隐白（双）补益脾气健胃，泻蠡沟（双）疏肝理气，泻太冲（双），清肝泻火以行气瘀。

服药第5日未来针灸，其丈夫下午来告知，患者少腹疼痛难忍，认为药有问题，不敢再服。当时我感到惊讶，心想莫非真的药出了问题，遂带病历、处方存根到患者家，先拿出剩下的两剂药与处方核对，没有差错。患者不断呻吟吵痛，诊其脉比初诊和缓许多，舌质发红，马上行针。除上穴照前针刺外，又加泻三阴交（双）、合谷（双），行针不到10分钟，患者要求起针如厕，起针后患者如厕排出多于以前经一倍的紫黑血块，状如鸡肝，回床后肚腹松快，不再疼痛。嘱其继服所剩两剂药，回院。5天后到院复诊，自诉："医生走后，又排出一些血，不过血色变浅，血质较前清稀，小腹不再胀痛，饭量增加，大便顺畅。"据诉，知其瘀结已开，病愈大半，为善其后给其**归脾丸**三盒，嘱其按说明用量，每在晨起空腹姜汤送服。一年后陪亲友来诊，谈到：一直月经正常，身体健康。

第三十节　经行目痛

一、1981年7月，在山西省文水县下曲镇卫生院接一农妇翟某某，女，38岁，自诉："已有三年之久，每在月经前三四天两眼开始涩痛，肿涩难以睁眼，晕眩，脑胀，夜不能眠，经几个医院治疗无效。其实，就是不治到经净之后，也就自然好了。"细诊，其舌淡苔薄白，脉虚细无力，形体消瘦面色萎黄。症属：因经去血，肝经虚损，肾水不涵肝木，血不足脑失养，以致目涩脑胀。给其**加味当归补血汤**合杞菊地黄丸料加减 7 剂，药用：生黄芪 30g，生地 12g，白蒺藜 6g，防风 5g，薄荷、羌活各 3g，柴胡、川芎各 5g，菊花、白芍、茺蔚子、木贼、决明子各 6g。水煎服，日 1 剂。在经来一周前开始服药，服药期间忌食辛辣食物、鲤鱼、大蒜。每日针补肝俞以益肝养血，灸大骨空（双）、小骨空（双）退翳生新，补隐白（双）、睛明（双）、攒竹（双）以壮肾水养肝木通泪道，补三阴交（双）、光明（双）、足三里（双）、合谷（双）、太溪（双）以调肝健脾养胃，培后天之本。药完停针，第一个月经期，大见功效，只是在行经第三天出现头晕脑胀，眼不再痛。效不更方，上方一个月经周期，所有症状消失，随访一年后再无复发。

二、1997 年 8 月，庆丰农场十九连职工崔某某，女，35 岁，来诊自诉："每在经期两眼肿痛，黑眼球上长块云翳，头昏脑胀，经净几天才好。"诊其脉：浮弱，面黄肌瘦，舌淡苔白，问其以前患过何病，答曰 5 年前因产后出血，住院月余，回家疗养，去年总算康复，就添了个行经眼痛、头痛。据证给其**加味当归补血汤**合明目地黄丸料 5 剂，药用：生黄芪 20g，炙黄芪 20g，当归 10g，生地 15g，炒山药 15g，山萸肉 8g，茯苓 5g，泽泻 3g，丹皮 3g，枸杞 8g，菊花 15g，木贼 5g，决明子 8g。水煎服，在行经前一周开始服药，日 1 剂。服完药次日经至，未发症状。经净后一周前来复诊，谈到本次经来没有头痛、眼痛。为巩固疗效，下个月经前再服上方 5 剂，并拿杞菊地黄丸 5 盒，嘱其按说明服用，随访 3 年后未再复发。

第三十一节　经行发热

一、1995 年 5 月，庆丰农场八连职工邓某某，女，30岁，来诊自诉："自从春节正在行经时和大姑姐因家务事争吵后，第二天浑身发热似在蒸笼，直至经净热退，此后每在经来之前几天开始发热，经净热退，月月如此。曾经本院妇科、内科治疗多次未效，吃药打针不退热，经净自然热退。经量多，淋漓而至，胸胁胀痛，闷闷寡欢，情志郁闷。"细诊，脉弦数而细，舌红苔黄，时而头痛。证属郁怒伤肝，肝失条达，久郁化火而致。治应疏肝清热，给其**柴胡疏肝饮** 7剂，药用：白芍、香附各 10g，柴胡、枳壳、川芎、甘草各5g，炒白术 9g，钩藤（后下）15g，青蒿、黄芩各 9g，青皮、厚朴各 6g。水煎服，日 1 剂。并在行经前 7 日每日上午针泻血海（双）、行间（又）、蠡沟（双）、中封（双）、足三里（双）、中极、气海。经治疗后，当月经来，没有发热，效不更方，下月经前 10 天用上方 7 剂，病告痊愈，随访一年未再复发。

二、1995 年 10 月，本院护士梁某某，女，28 岁，来诊自诉："已经半年每次月经都超前 3～5 天，量多，色紫，行经口渴严重，不思饮食，有时头痛目眩。"见其形体消瘦，舌红，苔薄，脉弦细而数。证属阴虚火旺，给其**加味青蒿鳖甲汤** 10 剂，药用：鳖甲（先煎 30 分钟）12g，女贞子、生地、旱莲草、地骨皮各 12g，白芍、丹皮、青蒿、知母各9g，银柴胡 4.5g。水煎服，日 1 剂。服药后 3 天经至，再无发热症状发生，口不再干渴，脉象好转，缓和均匀，病愈。

三、虎林市东风镇中学教师曲某某，女，35 岁，来诊自诉："一年多了，每月来经，身热口干，头痛目眩，不思饮食，脾气暴躁，经净后，一切恢复正常。"诊其脉数沉细，面红耳赤，舌红苔黄唇干。遂给其**加味地骨皮饮** 7 剂，药用：当归、白芍、地骨皮、丹皮各 9g，川芎 5g，胡黄连 3g。水煎服，日 1 剂。并每日针泻志室（双）、中极（双）、曲池（双）、阴谷（双）、建里（双）、气海（双）、血海（双），以滋阴清热。药完停针，当月来经症状消失，一年后随访，无复发。

四、1995 年 8 月，庆丰农场十二连职工栗某某，女，36 岁。来诊自诉："每月来经特多，色淡，体温 38 度，胸闷心悸，神疲肢软。"观其面目虚浮，无精打采伴痴呆，脉沉细而数，舌淡苔白舌边胖嫩。证属气血双虚，给其气血双补之品，药用：人参、黄芪各 15g，仙鹤草 30g，当归、白芍、土炒白术、桑椹各 9g，茯神 6g，柴胡 4g，升麻 3g，炒枣仁 10g，远志 8g。水煎服，日 1 剂。连服半月并每日针：补足三里（双）、肝俞（双）、脾俞（双），灸气海 10 壮。当月经来正常，症状消失，停针停药，一年后随访，愈后未再复发。

五、1999 年 3 月，庆丰农场十五连职工方某某，女，40 岁，来诊自诉："每月来经体寒自汗特多，全身疲软无力，心悸。经净后症状消失，月月如此。"诊其脉浮而缓，舌淡苔薄白，面萎黄，唇淡白，口干渴。综上症状，证属营卫不和，给其**加减桂枝四物汤** 7 剂，药用：当归、白芍、桂枝各 9g，熟地（九蒸）15g，川芎、炙甘草各 5g，大枣 5 枚，生姜 3 片。水煎服，每在经前一周服药，日 1 剂。服至见经。症状消失，3 个月后回访，愈后未再复发。

第三十二节　经行浮肿

一、脾肾两虚　1994 年 5 月，在庆丰农场接诊十八连职工蒲某某，女，40 岁，自诉："每在月经来时，面目四肢浮肿，按下一个大坑，腿脚沉重，经量多，色浅红，大便溏稀，不愿吃饭，老觉乏困，等经净了，肿也消了，病都好了。妇科、内科的药都吃了，也没见好。反正每月就那八九天难受，过期就好，没当回事儿。"详诊其脉细软无力，舌淡胖，苔白薄，面目浮肿，四肢肿胖，按之没指。综合分析为脾肾两虚，治宜温肾健脾补益中气。给其金匮肾气丸料加味 10 剂，药用：泽泻、丹皮、茯苓、制附子（先煎 30 分钟）各 9g，肉桂 3g，车前子（包煎）、仙鹤草、黄精、熟地、怀山药各 12g，牛角腮炭（先煮）12g。水煎服，日 1 剂。并每日上午针补中极、关元、太溪（双）、阴陵泉（双），灸肾俞（双）、脾俞（双）以温补脾肾，使脾健能制水，肾强水有所主。药完，停针，来经 5 天经净。随访半年后，月经正常，症状全消。

二、脾虚型　1993 年，庆丰农场十五连职工王某某，女，35 岁，来诊自诉："近两年从种水稻以来，插过秧则住在稻田，收割完才回家，添了这种病，每在行经前就肿成这样（指指腿和脸），也不少吃，也不难受，小便也正常，就是感到腿沉，到内科看过多次，吃的利尿药不少，还是经来

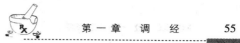

肿经净消。现在收割完了，稻谷也卖了，吃几月中药，看能除根否？"细诊之：经来潮时，面目浮肿，脘闷腹胀，面色萎黄，不愿吃饭，大便溏稀，神疲肢冷，经期拖后，量少色淡，脉濡沉而缓，舌淡苔白，种种症候说明系居住潮湿之地，经期湿邪内侵，以致脾虚，运化失司，水湿停聚泛于肌肤。治应温中健脾，行气利水。给其**加味实脾饮**，加温阳化气之品10剂，药用：厚朴、土炒白术、泽泻、猪苓各8g，白茯苓、益母草各10g，木瓜、大腹皮、香附、草果仁各6g，桂枝5g，木香3g，制附子3g。水煎服，日1剂。并每日针：补灸下脘，灸关元，补灸水分，泻中极，隔姜灸神阙5壮。药完，停针灸。当月来经症状大轻，饭量增加。效不更方，继续用上方在经前十日开始服用，至来经时症状全消，病告痊愈。随访一年后未再复发，月经正常身体健康。

三、肾虚型 1994年9月14日，庆丰农场十连职工章某某，女，32岁，来诊自诉："近一年来，每月经期错后，经少色淡，大便溏稀，脸和四肢浮肿，脚腿肿得厉害，一按一个大坑，腹膝冷痛，过了经期慢慢就好，吃药打针都没见效，想吃中药试试。"细诊之，脉沉而弱，两尺如丝，舌淡，苔薄，腰以下肿重，面色萎黄隐黑。证属肾虚，治宜温阳利水，给其**真武汤**加温肾扶阳行水之品，药用：制附子（先煎）6g，白芍8g，茯苓10g，土炒白术10g，巴戟天10g，生姜3片。水煎服，经前10日，日1剂。每天针灸：补涌泉（双）、复溜（双）、阴陵泉（双），补灸关元、肾俞（双），以化气行水。药完停针，本月经至，症状大减，但腿脚仍有肿象，给其上方加怀牛膝6g，防己5g，地肤子5g，5

剂，在下月经前 10 日开始服药。半年后到医院探望亲友，特到本科告知，服药后症状全消，现在月经正常，身体健康。

四、气滞湿阻　1994 年 10 月，庆丰农场十二连职工崔某某，女，30 岁，来诊自诉："去年行经期间和小姑子吵了一架，第二天胸胀满，手脚浮肿，直到经净就消肿了，此后每月经来都手脚肿胀，曾在内科、妇科都拿过药，当月消了（不吃药，经净也消），下月照样浮肿，都没见效，才来中医科。"详诊之，观其面目四肢浮肿，脉弦细濡，舌润，苔薄，胸胀闷，善太息。知其为气滞湿阻，治应健脾化湿理气以消肿，药用**导滞通经汤**合**四物汤**加减 10 剂，药用：当归、茯苓、赤芍、土炒白术各 9g，桑白皮 12g，陈皮 6g，木香、川芎、砂仁各 4.5g，青皮、大腹皮各 9g。水煎服，日 1 剂。每日针泻膻中、气海，补商丘（双）、公孙（双），灸建里、水分各 5 壮，补三阴交（双）以健脾理气化水渗湿。

药完停针，经至症状大轻。经还没净，脚腿手和面部浮肿全消。复诊时继给上方 5 剂，嘱其下月经前 10 天开始服药。半年后随访，痊愈后未再复发。

结语：行经浮肿，病因繁多，有因脾虚气滞而失升降之能者，有情志郁抑脾失运化之能者，有脾肾阴虚致水湿蕴聚泛滥成肿者，有肾阳虚、命门火衰、膀胱气化失职、水液停积者，有肾阳虚水失所主致水湿蕴聚者……加上患者性情、生活环境各异，在临床治疗中，也应机而变。除上述方剂法则外，还有用**防己黄芪汤**治愈的，也有用**加味全生白术散**或**四君子汤**或**五皮饮**或**四物汤加味**治愈的，总之，要据证灵活消息之。

第三十三节　经行音哑

一、肺燥型　1993年，在庆丰医院接诊一东风镇中学音乐教师，女，35岁，自诉："已有二年，每到来经，声音开始沙哑，至发不出音来，不能上课，很是烦恼，曾在内科、五官科治疗多次，也是等经净才恢复正常。又到市医院、管局医院多次治疗未效，想吃中药试试。"详诊之：口燥咽干，舌红苔干，灰黄如沙，脉细数，右寸尤甚，每月经行时，大便燥结，手足心热，时有干咳，虚烦少寐。种种症状表明证属素体阴虚，在经期唱说过多，声带疲劳过度，肾水不能上承，肺燥伤阴所致。治应清燥润肺开音，**给其清燥救肺汤**10剂，在经期前10天开始服用，药用：桑叶6g，生石膏12g，胡麻仁8g，北沙参、生地、阿胶（烊化）、麦冬、天花粉各10g，甘草、杏仁各6g，枇杷叶、玉竹各8g，火麻仁10g。水煎服，日1剂。并每日上午针泻太渊（双）、内庭（双），补复溜（双）清肺养阴以润燥，泻支沟（双）清热通便养血润肺。药完停针，3天后经到，说话基本正常，只是说多了有些嘶哑。患者很高兴，要求继续治疗。给其上方5剂，在经前10天开始服用。用完药后下月经至症状全消失，大便顺畅润滑，手足心再无发热，顺顺当当行经，7日身净，再不用担心来经不能上课了。

二、肾虚型　1995年7月10日，东风镇农妇任某某来诊，自诉："近一年来，见经则音哑，有时说不出话来，腰膝酸软，头晕耳鸣。"细诊之，得知其早婚，35 岁已有 4 个子女，产奶多、孩子多，精血已亏，经来时，阴血下注，精血愈亏，虚火更旺，灼伤肺津。其脉沉细，舌淡苔白，治宜补肾气以固肾，养阴润燥以开音，给其**七味都气丸料加味**10 剂。药用：生地、炒山药各 10g，丹皮、泽泻、茯苓、山萸肉、金果榄各 9g，胖大海、五味子各 5g。水煎服，日 1 剂。每日上午针：补灸气海、关元、命门（双）、肾俞（双），补太溪（双）、列缺（双）、阴谷（双），药完停针。来经后症状见轻，但仍是说话艰涩，继续用上方 10 剂，在经前 10 天服用，并加服**人参平补汤**5 剂，药用：菟丝子、益智仁、补骨脂、生地、熟地各 12g，甘草 5g，五味子 4g，人参、黄芪、茯苓、炒白术、石菖蒲各 9g，玉蝴蝶 5 对。水煎服，隔日 1 剂。半年后随访，用完上述汤药后，每月经期，质、色都正常，再没发生腰膝酸软、耳鸣头晕、音哑症状，彻底痊愈。

第三十四节　经行昏厥

一、气厥　1997 年 8 月，自哈尔滨以北五常县有两对夫妻来诊，说是慕名而来，周某某代妻诉说病情："其妻 38 岁，去年家里遭火灾时正在行经，当时吓得昏过去，人事不省，因为她平素胆小，遇事紧张。从此以后，每月来经突然昏倒，四肢厥冷，牙关紧闭，两手握拳，经量少，行经不顺。经过几个医院治疗，都诊断为癫痫，治疗数月无效而出院。听说这儿治好不少疑难病，才不远千里而来。"细诊之，脉弦而沉，舌微紫，苔薄白。因平素情绪紧张，因在经期遭火灾受惊以致气逆于上，壅塞心胸，蒙蔽清窍而昏厥。气为血帅，血为气母，行经时气血异于平素故行经气逆更甚而病发，给其开郁顺气之药，**加味五磨饮** 7 剂。药用：藿香 8g、乌药 10g、木香 3g、枳实 6g、檀香 3g、沉香（研粉，冲服）3g、当归 8g、白芍 8g、柴胡 6g、白酒 20g。水煎服，加白酒 20g，日 1 剂。当月经来未曾发病，次月继服上方而愈。

二、刘某某，女，36 岁，为周某某东邻，自诉："也是从那次大火吓昏后，月月经来前后总犯病三到四次。开始头晕目眩，面色苍白，少气无力，四肢厥冷，汗出淋漓，平时我就病殃殃的不如刘嫂壮实，可我俩都得了这种烦人的病，住院、吃药、打吊瓶不少，就是不见效。"细诊之，知其平素气虚体弱，行经时若遇过分劳累或惊恐过度会气虚下陷，血不上升，不能荣脑而致。观其气息微弱，舌淡苔薄，脉沉细微，一派虚象，治宜补气回阳，给其**四味回阳饮加减** 7 剂，嘱其经前 10 天开始服用。药用：龙骨（煅）30g、煅牡蛎 30g（二味先煎）、党参 10g、黄芪 12g、炒白术 9g、炮姜 4.5g、炙甘草 6g、制附子（先煎）7g、柴胡 7g。水煎服，日 1 剂。服药后症状减轻，于 1998 年元月复诊，自诉："服药后症状减轻，可刘嫂痊愈未再复发，我的仍没除根，要求再服几剂药，以求痊愈。"余向患者讲明气郁气逆，得顺则通，病易治，疗程短；气虚需通过一段疗程，才能补足气血，补气不能骤补，故而见效慢些，给其上方 5 剂，加服**补中益气丸** 5 盒（按说明服用）。2000 年引亲友来诊，告诉："愈后再未发病，身体健康，月经正常。"

三、血瘀 2001 年 5 月，庆丰农场职工医院清洁工赵某某，女，39岁，在修剪门诊前风景树时突然昏倒，不省人事，冷汗淋漓，面色苍白，急救后苏醒，到中医科求治，自诉："此症已有半年之久，每到月经期，纳差，少腹剧痛，冷汗淋漓，有时在夜间，昏厥一会儿自己也能醒过来，第一次很吓人，经全面体检未发现异常，确诊为间歇性癫痫，现在家中还有抗癫痫药，但服用半年仍不见效，到月发病，时轻时重，要不您给开中药吃试试。"细诊之：观其面色苍白，颊有血绺，舌紫，苔薄，舌体青紫斑数个。综上症状，证属气滞血瘀，血不上升难养脑，故而昏睡昏厥。治应活血化瘀，理气调经，给其**通瘀汤** 7 剂，在经前 10 天开始服用，药用：当归尾、赤芍、焦山楂、醋炒香附、红花各 9g，乌药 6g，青皮、木香各 4.5g。水煎服，日 1 剂。并每日上午来针：泻血海（双）、支沟（双）、合谷（双）、三阴交（双）、水泉（双）、地机（双）、太冲（双），药完停针，从此再无复发，所有治癫痫药全停，证实原来是属误诊错治。

四、血虚 1996 年 8 月 3 日，东风镇中学教师曲某某，女，35 岁，来诊自诉："已有年余，每次来经特多，突然昏倒，不省人事，有时不治自醒，过了经期，一切正常，不像有病，所以没有当回事。在妇科（西医）也曾拿过几次药，都没见效。妇科、内科都做过全面检查，均未发现异常。这次行经期突然晕倒在课堂，校长感到情况严重，让我来治。"细诊之，其面苍白无华，舌淡，苔白薄，脉细软无力，因失血过多出现气血双亏，治宜养血固脱，给其**胶艾四物汤**加味 10 剂，嘱其在经前 10 日开始服用。药用：阿胶（烊化）9g，当归、白芍、制附子（先煎 20 分钟）各 9g，仙鹤草

30g，茜草炭 20g，川芎 4g，艾叶炭 5g，熟地 12g。水煎服，日 1 剂。每日针补中脘、气海、三阴交（双）、灸脾俞（双）、血海（双）、足三里（双）。药完停针，当月经至未再发病，患者自觉身体比治疗前有精神。效不更方，继续上药 7 剂，加炙黄芪 20g，丹参 10g，直至 12 月复诊，病告痊愈。

五、暑厥 1964 年 7 月 13 日，黑龙江省密山市金沙农场一职工气喘吁吁地跑进诊室告诉："三队职工刘某某，女，35 岁，正在铲地（锄地）突然昏倒在地，下部流血不止，快去救命啊。"急忙到田间进行诊治，见其汗多，肌肤冰凉，面色苍白，单裤裆部全是血，观其舌红苔薄，脉虚而弦数，昏迷不省。遂针刺人中、涌泉出血，醒后给其**牛黄清心丸**，冷水冲服两丸（10g），将其抬至阴凉处，补气海、足三里（双）、关元、合谷（双）。因该患者属炎热酷暑，汗出过多，腠理不固，经行量多，加上劳累过度耗伤气血，暑邪乘虚而袭，治应解暑开窍，故而针药齐用。为善其后，给其**加味生脉散** 5 剂，药用：党参 20g，麦冬 15g，五味子 6g，佩兰 8g，白扁豆花 6g，荷叶 6g。水煎服，日 1 剂。

第三十五节 经行遍身痛

一、外感 1995 年，黑龙江省虎林市庆丰农场执勤连职工宋某某，女，38 岁，来诊自诉："每逢行经前后几天，遍身痛，发热恶寒，不出汗，经净后三五天不治自愈。已有三四年之久，妇科、内科都看过，全没见效，吃了药，痛止，下个月照样痛。"细诊：脉浮紧，舌淡，苔白薄，头身灼手。问诊得知：1991 年 7 月正值经期，到江边拉练（民兵军训），突降大雨，感受风寒病邪，从此得病。治应发散表邪，调和营卫，给其**加味麻黄汤** 7 剂，药用：羌活、麻黄、桂枝各 10g，白芍、杏仁各 8g，苏叶 6g，甘草 5g。水煎服，日 1 剂。在经前 10 天开始服药。每日上午针泻列缺（双）、大椎，针后灸 5 壮，泻风池（双）、风府、外关（双），以疏风散寒解表。补足三里（双），补脾益肺御外邪。药服完，停针。月经到，未发生痛疼症状。效不更方，又给其上方 7 剂，嘱其下月在经前 10 日开始服药。仨月后随访，经期身痛彻底痊愈。

二、血瘀　1995 年 9 月，庆丰农场执勤连职工赵某某，女，32 岁，来诊自诉："每月行经前后全身麻胀而痛，直到经净五六天不治就好。曾到几个医院治疗无效，到月就痛。是从 1993 年生下女儿，在坐月子时落下的病根。"细诊之：脉涩滞，舌暗红有斑，两颊隐现紫绺。综观是证，为气机不畅，阻滞血运，血脉壅阻而不通则痛。治应疏通经络，活血止痛，给其**加味四物汤** 7 剂，药用：羌活 6g，桂枝 6g，丹参 10g，当归 12g，熟地 10g，川芎 8g，白芍 8g。水煎服，日 1 剂。在经前 10 天开始服药。每日上午针泻三阴交（双）间使（双）行气血自畅，泻列缺（双）、大椎，针后加灸 5 壮。经络通，血活痛自止，当月经至则无症状，复诊又给上方 7 剂，用法同上。半年后随访，此病痊愈。

三、血虚　1995 年 11 月，庆丰农场十三连职工昝某某，女，33 岁，来诊自诉："每在行经前后几天，全身疼痛，神疲乏力，不思饮食，已有年余，妇科、内科都治过，吃药打针都没见效，痛时打针吃药痛止，其实不打针、不吃药，等月经净后几天一样能好，下月再来事照样疼痛。"详细诊断，面色苍白，神疲乏力，舌淡，苔薄白，脉虚细无力，说话音低气馁，治宜益气补血止痛。给其**黄芪建中汤** 10 剂，药用：黄芪 15g，桂枝 10g，白芍 8g，白芷 6g，熟地 10g，麻黄 5g，苍术 6g，生姜 3 片，大枣 3 枚，饴糖 15g（不煎，用上九味煮汁烊化）。水煎服，日 1 剂。每日上午针补三阴交（双）、合谷（双）、足三里（双），以补气养血。气足血畅，痛自止。药完停针，病告痊愈，为善其后，继给上方 7 剂，嘱其下月经来前 10 天服药。一年后随访，愈后未再复发。

四、1996 年 8 月，庆丰农场十连职工曾某某，女，35 岁，来诊自诉："已有一年多，每月来经，浑身疼痛，经量特多，色淡似洗肉血水，头晕眩，神疲乏力。"细诊其脉：虚细无力略迟，舌淡，苔白薄腻，面色苍白，唇淡白无血色。证属气血双虚，脉络失养而致。治宜补气养血活络止痛，给其**舒筋汤加味**，药用：当归、元胡、核桃仁（炒）、白芍（酒炒）、木瓜各 9g，杜仲（炒炭）、川断各 12g，怀牛膝 12g，桂心 3g。水煎服，日 1 剂。煎好药后去渣加白酒一杯，再煮一沸，趁热服下，覆被令其出汗。每日上午针补三阴交（双）、血海（双）、曲泉（双）、脾俞（双）、胃俞（双）、气海、膻中、阴陵泉（双），以滋阴养血，补益气血，疏筋活血。连服 10 剂后经至，停针，未发生症状。继给上方 10 剂，嘱其下月在经前 10 天开始服药，一年后随访，未再复发。

五、1996 年 9 月，庆丰农场十一连职工司徒某某，女，35 岁，来诊自诉："二三年前每月来事，浑身疼痛，经色如水，行后痛重，连续数日，经净三天痛自止。吃过一年多止痛药，只顶半月，下月仍痛，想求吃中药除病根。"细诊之，脉细沉如丝，舌淡唇白，苔薄黏腻，面色㿠白，神呆。证属气血两虚，脉络失养，给其当归、白芍、枸杞子各 9g，熟地、怀牛膝 12g，川芎 5g，鸡血藤、首乌藤各 15g，仙鹤草 30g。水煎服，日 1 剂。在经前 7 日开始服药。每日上午针补三阴交（双）、脾俞（双）、胃俞（双）、足三里（双），治疗三个经期痊愈。

六、1997 年 3 月 18 日，虎林市东风镇农妇赵某某，女，32 岁，来诊自诉："已有二年，每月行经老觉穿得少，浑身作冷，遍身关节酸痛，热敷舒服，经行不畅而少，不思饮食，唾液多，经净后三至五天才好。"细诊之，脉迟弦紧，舌淡苔白腻，面色苍白。综合分析是为湿寒乘虚侵袭脉络，阻滞气血畅行，药用：独活、桑寄生、秦艽、防风、当归、赤芍各 9g，白茯苓 10g，川牛膝 12g，桂心（后下）3g，炙甘草 3g。水煎服，日 1 剂，给其 7 剂，在经前 10 天开始服用。每天上午针灸三阴交（双）五壮、阴陵泉（双）五壮，补足三里（双）、合谷（双）、风市（双）。药完停针，本月经期未出现症状。继用上方 7 剂，每晚临睡前，盐浸醋拌湿麦麸 2 斤，炒干趁热装袋敷于少腹（大腿内侧）。治疗三个月经周期病告痊愈。

七、还有偏于风湿的用**蠲痹汤**：海风藤、独活、羌活各 12g，桑枝 30g，乳香、木香、甘草、川芎各 5g。水煎服，日 1 剂。治愈数十例；外感身痛用**荆防败毒汤加减**药用：防风、荆芥、独活、羌活、当归、茯苓、五加皮各 9g，川芎、柴胡、炙甘草、枳壳各 5g。水煎服，日 1 剂，治愈的几十例；偏方：**葱姜红糖汤**，药用：葱白（去叶、皮、须）5根，生姜（去皮）4g，煎汁融入红糖20g，温服，覆被，治愈多例；还有用豹骨木瓜丸、豹骨木瓜酒、豨莶丸治愈多例，临床要据证、审症而消息之。

第三十六节 经行泄泻

一、脾虚湿阻 于1963年，接诊黑龙江省密山市金沙农场五连职工钟某某，女，35岁，自诉："一年多了，一到经来就少腹胀痛，不愿吃饭，来经量多色淡，面目四肢浮肿，按下的坑长时间起不来，白带绵绵而下，可是等经净之后，三五天不治也能好。浑身软绵绵的无力，头重目眩。"细诊之，脉沉濡，右关尤甚，舌胖苔白薄而腻，面色苍白，四肢脸面肿胀，按之凹下不起，问诊知其经期大便溏稀，一日数次。综上症状，证属脾虚气弱，在经行之时血注入冲，运化失权清气下陷，湿浊不化而致。治宜健脾温中止泻。给其**加味参苓白术散**7剂，药用：土炒白术9g，茯苓9g，桔梗3g，党参、扁豆、薏苡仁、怀山药各12g，用流水煎服，日1剂。每日针补中脘，补灸天枢（双）10壮、足三里（双）10壮，补脾俞（双）、阴陵泉（双），隔姜灸神阙15壮。药完停止针灸，恰逢经至，一切症状大轻。效不更方，上方给其10剂，嘱其经前10日开始服药，半年后随访，彻底痊愈未再复发。

治疗是证用**七味白术散**或**理中汤**，治愈者不下数十例，临床不但要根据患者证后症状，病因病机，还要参考患者现实生活环境，全面分析而处方。

二、脾肾两虚　庆丰农场机关干部赵某某，女，38 岁，来诊自诉："每月来经，头晕耳鸣，小便清长，腰腿酸软，老感觉身冷（无论冬夏），带多质稀，等不到天亮就得入厕大便，便质溏稀，每天如此，但等经净以后，一切症状消失。等下月来经症状全来，已有二年，月月犯病，曾到内科、妇科治病多次，总是当月病愈，下月复发。"详细诊之：脉沉细，舌淡而胖，苔白薄，综上全面分析，证属脾肾两虚。治应益气温肾，健脾固泻。给其**附子理中**汤合**四神丸**料，水煎服 7 剂，嘱其经前 10 天开始服用，药用：制附子 9g（先煎 30 分钟），党参、土炒白术各 9g，炙甘草、干姜各 4.5g，补骨脂 12g（酒浸一宿，炒），吴茱萸（盐水泡，炒）3g，肉蔻（面煨）、五味子（炒）各 9g，生姜 5 片，大枣 5 枚。水煎服，日 1 剂。临睡前服。每日针补足三里（双）、关元、太溪（双）、天枢（双）、阴陵泉（双），以补益脾肾固肠止泻。药完停针，适逢经至，症状全消，患者很是高兴，为保证疗效，给其上方 5 剂，嘱其下月经前 7 天服用。半年后随访，愈后未再复发。

三、肝木犯脾胃　庆丰农场二十连职工蒲某某，女，30 岁，来诊自诉："二年多来每月经前几天，开始腹胀痛下坠，赶紧得到厕所大便，泻一泡稀屎肚子才舒服。乳房憋胀，揉揉更痛，常和丈夫拌嘴生气，也没当回事治病。"细诊之，其脉弦紧，舌绛苔白，左颊铁青，左关脉弦劲似洪。证属肝木犯脾，治应疏肝和脾，抑肝扶脾。先行针：补足三里（双）、泻太冲（双）、补阴陵泉（双）以抑肝扶脾，补合谷（双）益气涩肠，并给其**痛泻药方加味** 10 剂，药用：防风、茯苓、川楝子、白芍、炒白术、白扁豆衣各9g，青皮、陈皮各6g，木香（面煨）4.5g。水煎服，日1剂。经前10天开始服药，上午行针。药完经来，症状大轻，为善其后，继用上方5剂，次月在经前5天开始服用，半年后随访，未再复发。

第三十七节　经行抽搐

一、风痰　1957年8月回家省亲，一邻居突然跑来告诉其妻晕倒，四肢抽搐，求去抢救。患者35岁，见其四肢拘急，昏迷，遂取来针包，先刺人中、印堂、十宣（出血），以开窍清神，苏醒后，又针阳陵泉（双）、太冲（双）平肝熄风。躺稳后细诊之，其脉弦滑，舌淡苔白而腻，醒后浑身酸软无力，问诊得知每月经前晕眩，泛恶想吐，浑身没劲，晕倒抽搐，前几年刚病时，全家人都非常担心，后来到经净就好，也没当大病去治。给其熄风涤痰之药10剂，嘱其在经前10天开始服用，药用：丹参、朱茯神、胆南星、天麻、川贝母、石菖蒲各9g，制半夏、陈皮各4.5g。水煎取汁加竹沥一支、姜汁一支冲服，全虫、僵蚕、琥珀各1.5g（制极细粉），并嘱其每天到村卫生所针泻天突、中脘，泻足三里（双）、丰隆（双）以泻蒙蔽清窍之痰饮。半年后回家、得知针药兼施治疗三个月经周期痊愈，未再复发。

二、血虚　1994年，黑龙江省虎林市东风镇幸福村农妇姜某某，女，40岁，来诊自诉："每月经前几天浑身麻木、抽搐，月经特多，浑身乏力，不愿吃饭，大便溏稀，曾在妇科治疗多年，吃些镇静药能轻一时，再来经前仍是犯病，您看我这病是否要带到棺材?"观其面色萎黄，唇淡白，舌淡苔白薄，脉沉细无力，说话音低气馁。综上分析，证属气血两虚，治宜养血和营，给其当归、钩藤（后下）、首乌藤、鸡血藤各12g，桂枝、白芍、白僵蚕、炙黄芪各9g，细辛3g，大枣5枚，川芎5g。水煎服，日1剂。**十全大补丸5盒**，每日早晚各服1丸。每日上午针灸：灸补三阴交（双）五壮，曲泉（双）、脾俞（双）、胃俞（双），灸补血海（双）五壮，关元、建里、气海各灸五壮，针灸、汤药、丸药三管齐下，施治3个月经周期痊愈，无复发。

第三十八节　经净后少腹痛（血虚致病）

1994年7月，庆丰农场八连职工邓某某，女，39岁，来诊自诉："每在月经净后三五日内少腹疼痛，腰酸腿软，大便溏稀，胸闷气不舒，不愿吃饭。"详诊之，脉弦，两尺虚细，舌淡苔白。综上症候，属肾水虚，不涵肝木，则肝克脾，木土相争，则气逆，气为血帅，不顺则痛。给其**调肝汤**7剂，以补肾水，水足肝气自顺。药用：炒山药15g，阿胶（白面炒，烊化）9g，当归（酒炒）9g，白芍（酒炒）9g，山萸肉（蒸熟）9g，巴戟天（盐水浸）3g，甘草3g。水煎服，日1剂。每日针补太溪（双）、三阴交（双）、灸肾俞（双）、补气海以补肾水，水足肝顺。当月经后痛大轻，效不更方，下一经前7天开始治疗，照上方针药兼施，经至后行

5 天，净后再无出现任何症状，病告痊愈。

第三十九节　经后眩晕

一、痰浊　1994 年，庆丰农场食品厂职工刘某某，女，36 岁，来诊自诉："每月经净后，头晕脑胀，昏昏欲睡，打不起精神，恶心想吐，唾沫特多，耳鸣，耳内如有物塞堵，没精打采，还不愿吃饭，一连十天八天才能缓过劲来。"详诊之，其脉濡细而滑，舌淡胖，苔白厚腻，面黄隐有黑色，形体虚胖。证属脾虚湿盛，治应祛痰降浊，健脾肾，给其**温胆汤加减** 10 剂，祛痰丸一料，药用：制半夏、茯苓、胆南星、石菖蒲、厚朴、佩兰、竹茹、苍术、当归各 9g，陈皮、川芎各 6g。水煎服，日 1 剂。并用制半夏、干姜各 4.5g，胆南星、赤茯苓、橘红各 9g 制成细粉，水泛为丸，制 5 丸，隔日 1 丸。每日上午针泻丰隆（双）、百会、风池（双），以降痰浊清脑止晕，补三阴交（双）、脾俞（双）补益气血。药完停针，当月经净症状大轻，只在头两天有较轻眩晕，耳鸣轻微，饭量增加，自觉精神了许多。效不更方，继给其 5 剂，在 10 月，份来经前 10 天开始服用，症状全都消失。一年后随访，未曾复发。

二、气血双虚　1994 年 8 月庆丰农场十六连职工张某某，女，35 岁，来诊自诉："近半年来，月经量多，色淡，来经时头晕头眩，老感觉头重脚轻，胸闷憋气，浑身无力，睡不好，有时半夜失眠，不愿吃饭，经净后再过三五天，不治也就好了。"详诊之：见其面色苍白，神疲乏力，气促似喘，其脉细软无力，舌淡而胖，苔白薄，唇淡白。证属气血双虚脾弱，给其**加减归脾汤**7剂，药用：党参、黄芪、土炒白术、茯神、熟地、枸杞子、龙眼肉、当归、炒枣仁、何首乌各9g，白芍18g。水煎服，日1剂。以补血益肝，收摄脾之散乱，镇肝之横恣而归经。每日上午补灸神门（双）、三阴交（双），以补益心脾，养血止晕。药完停针，当月经净后诸症状大轻，吃饭觉香，食欲大增，睡觉安稳。

三、血虚肝旺　1994年10月13日，庆丰农场十连职工曾某某，女，39岁。来诊自诉："行经眩晕已两年，吃药不少，没见效，每次来经特多，行经时心里烦躁，爱发脾气，没事找事，头晕目眩，直到干净后待三天才恢复正常。"诊其面色苍白，舌唇淡白，苔薄，脉浮弦近似芤软。知其为血虚肝旺，给其**归芍地黄汤**7剂，药用：熟地（九蒸）、黄芪、桑椹、女贞子各12g，当归、白芍、茯苓、泽泻各9g，丹皮9g。水煎服，日1剂。每日针补灸三阴交（双）、脾俞（双）、足三里（双）、血海（双）。药完停针，当月见轻，下月继用上方而愈。

四、肝肾阴虚　1995年2月18日，庆丰农场十八连职工崔某某，女，36岁，来诊自诉："每月经净后开始头晕，自觉着晃晃悠悠和坐船一样，耳朵里像蝉叫，腰酸，浑身没劲，光愿躺着，有时想吐，唾液特多，行经量多，色淡，大便干结，小便短黄。"细诊之，其脉弦而细，舌质偏红。证属肝肾阴虚，治应补肾滋阴以养肝木，给其**加减杞菊地黄丸**料10剂，药用：枸杞子、杭菊、丹皮、生地、茯苓、泽泻、桑椹各9g，女贞子、稽豆衣各12g。水煎服，日1剂。每日上午针补复溜（双）、太溪（双）、肾

俞（双）、三阴交（双）以补养气血。药完停针，3 月来
经症状大轻，给其上方，生地改熟地，加黑芝麻、旱莲草、
何首乌、当归、白芍各 9g，加针补气海、关元，泻四神
聪，针 4 次，服药 5 剂来经，停止治疗。经净后症状全消，
病告痊愈。

第四十节　经后腹胀

1996 年，黑龙江省虎林市华树乡农妇张某某，女，36
岁，来诊自诉："近几个月来，每次经净后少腹坠胀，按住
较轻，经多色淡，不愿吃饭，畏寒怕冷，四肢无力。"细诊
之，面色萎黄枯瘦，舌淡苔白薄，脉细软无力，证属气血双
虚，行经过多，气虚下陷。治宜补气为主，佐以理气升举之
味，给其黄芪 30g，党参 12g，川楝子 9g，炒白术、茯苓、
大腹皮各 12g，柴胡、升麻各 3g，枳壳、陈皮、青皮各
4.5g。水煎服，日 1 剂。见经之日开始服药。经净后每日上
午针补气海、膻中，起针后隔姜各灸 10 壮，补足三里
（双）、合谷（双）、灸百会 10 壮，中极、关元各灸 5 壮，治
疗两个月经周期而愈。

第四十一节　经后尿感异常

一、1995 年 8 月 18 日，庆丰农场三连职工焦某某，
女，36 岁，来诊自诉："已有半年多，每在经后几天，尿

道热辣辣地痛，尿不顺畅，次数多而尿少，尿色浑浊，赤黄味大，白带发黄，过个十天八天才能好，打针吃药好的快，可到下月还是照样犯病。"细诊之，舌质偏红，苔黄薄，脉弦细数，证属经后气虚，湿热入侵下焦，湿热蕴阻，膀胱气化失利。治宜清利下焦之湿热，给其**加味八正散料**7剂，嘱其经净开始服用，药用：车前子（包煎）、生地各12g，丹皮、栀子、萹蓄各9g，木通6g，滑石（包煎）15g，甘草梢5g，金银花30g。水煎服，日1剂。每日上午针泻小肠俞（双）、三焦俞（双）、肾俞（双）、中极、通里（双）、阴陵泉（双）、太溪（双），药完停针。当月未出现以往少腹拘急，腰酸痛等症状，小便次数减少，刺痛减轻，尿液清澈。效不更方，下月经净继用上方10剂，彻底痊愈，随访半年未曾复发。

二、1995年10月，虎林市商人姚某某，女，35岁，来诊自诉："每在经净后几天内，尿道刺痛，小便频数，淋漓不畅，尿浑味大，大便秘结，黄带多而臭，少腹拘急，腰酸痛，一直闹上十多天，治与不治都能好。"细诊其脉濡细而数，舌红苔黄润，二便腻黏，呼气有味。综上分析，证属湿热侵袭下焦蕴阻气道，膀胱气化失利而致。治宜清利下焦湿热，调气利水，给其**加味导赤散**10剂，嘱其在经净后服用。药用：生地12g，淡竹叶9g，生甘草梢4g，木通6g，水煎冲服琥珀粉3g，日1剂。每日针补志室（双）以滋补肾阴，清利下焦湿热；泻中极（透天凉）、通里（双）、气海利气通淋。药完停针，当月经净后各种症状未发。为善其后，遂给上方7剂，照前方服用，随访半年后未再复发。

第四十二节 经后吐衄

1982年3月，在山西省文水县下曲镇接诊一患者解某某，女，36岁，自诉："每月在经净后三五天开始口鼻出血，血色鲜红。经县医院治疗一年多，止血敏、安络血、仙鹤草素没少吃，还打过吊瓶，治过就好，下个月还犯。医生们都是束手无策，吃中药能否除根？"细诊之，脉细而数，舌质红苔黄厚，问知溲短而黄，大便秘结，一派热象。证属肺、胃虚热上逆，血随气上而不归经。治应清热凉血、滋阴之法，给其**犀角地黄汤合麦门冬汤**10剂，嘱其在经前5天开始服用，药用：麦门冬12g，甘草6g，大枣6枚，生地10g，沙参10g，糯米10g，牛膝6g，犀角屑8g，丹皮8g，白芍8g，法半夏8g。水煎服，日1剂。服药期间忌食鲤鱼、羊肉、白萝卜。每日上午针泻神门（双）、三阴交（双），用透天凉手法以清降心、肝、脾、肾之热，尺泽（双）刺血，清燥救肺，泻内庭（双）清泻胃火，加补合谷（双）补气摄血，泻迎香（双）、风池（双）。药完经至，行经5天经净，未发生症状。患者很高兴，求再给药以防复发。效不更方，继给10剂，半年后随访未犯。

第二章 阴 疾

第一节 阴 痒

一、肝经郁热 1994 年 4 月，黑龙江省虎林市庆丰农场砖厂职工慕某某，女，36 岁，来诊自诉："已有十多个月会阴部奇痒，挠挠还痛，羞于向医生诉说，但痒的实在心烦，爱发脾气，看啥都不舒服，小便短赤，胸胁胀满，大便秘结，不愿吃饭，妇科、内科、外科都看过，吃了药能见轻，洗浴、用药都试过，就是没治好。"诊之，脉弦数，口苦咽干，舌红苔黄腻。证属脾虚湿盛，肝经蕴热，郁久化火，挟湿下注，致会阴部奇痒。治宜清肝泻热利湿，给其**龙胆泻肝汤** 10 剂，药用：龙胆草 6g，泽泻 12g，木通、柴胡、甘草各 6g，车前子（包煎）、生地、栀子、黄芩各 9g，当归尾 3g。水煎服，日 1 剂。服药期间忌食辛辣、鲤鱼、白萝卜。每日上午针泻太冲（双）、丘墟（双）、阴陵泉（双）以清肝泻热，泻八髎、关元、中极行气利湿，泻血海（双）清血化湿，泻委中（双）、大敦（双）清热和肝，泻至阴（双）导降湿热。药完停针，症状大轻。继给上药 5 剂，照前方服用。每日上午针补太溪（双）、复溜（双）使虚火下降，滋水以制阳光。连针 10 天，一切症状全消，半年后随访，未曾复发。

二、湿热下注 1995 年 8 月，庆丰农场九连职工崔某

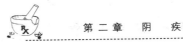

某，女，39岁，来诊自诉："半年来阴部瘙痒，重时疼痛，坐卧不安，夜不得眠，带下量多，色黄如脓，气味腥臭难闻，心烦少寐，胸闷不适，不愿吃饭，吃啥都没味。"观其面色憔悴，体有腥臭味，脉弦数近似洪，舌红，苔黄腻。综上分析证属脾虚生湿，郁久化热，湿热下注，感染毒菌，菌蚀阴中而致带多奇痒。治宜清热渗湿杀菌止痒，给其**加味萆薢渗湿汤**10剂。药用：萆薢8g，薏苡仁10g，黄柏、泽泻、滑石各8g，赤茯苓10g，丹皮、通草、苍术、芜荑、白鲜皮、鹤虱各6g。水煎服，日1剂。每日上午针泻八髎、中极，行气利湿；泻关元、血海（双），清血化湿；泻委中（双）、大敦（双），清热和肝。每晚临睡前煎**苦参汤**熏洗下阴，药用：苦参50g，蛇床子20g，枯矾10g，金银花10g，布包水煮取汁。10天后停药，停针阴痒消失，唯黄带依然，给其**易黄汤**4剂，药用：炒山药30g，炒芡实30g，黄柏（盐水炒）6g，车前子（酒炒，包煎）6g，白果10枚（捣碎），水煎服，日1剂。接连服用，药完带止，身体健康，月经期、质、量、色均趋正常。

三、肝肾阴虚 1995年8月，庆丰农场十连职工常某某，女，58岁，来诊自诉："阴部干涩，灼热瘙痒，带下量少色红，如血样，五心烦热，头晕目眩，有时烘热汗出，口渴不愿喝水，耳鸣腰酸，已有半年。"细诊其脉细数无力，舌红少苔。综合分析，证属肝肾不足，年老体衰，精血两亏，血虚生风化燥，致使阴痒。治宜滋肾降火，调补肝肾，清热解毒，给其**加味知柏地黄丸料**10剂，药用：土茯苓30g，知母6g，黄柏6g，生地、怀山药、泽泻、茯苓各10g，山萸肉8g，当归尾、丹皮、首乌、白鲜皮各6g，地肤子 5g。水煎服，日 1 剂。并给其熏洗下阴药 5 剂，药用：苦参 30g，蛇床子 10g，金银花 10g，布包，水煎，熏洗下阴，每包煮两次，临睡前先熏后洗。每日上午针泻关元、气海、血海（双）、委中（双）、大敦（双）。药完停针，症状消失。为善其后，嘱其每晚临睡前用淡盐水清洗下阴，勤换内裤。

第二节 阴 挺 （子宫脱垂）

一、气虚　1995 年 8 月，本院（黑龙江省庆丰农场职工医院）职工赵某某，女，45 岁，求诊自诉："阴口突出一物，干点体力活就长时间不能上收，走路磨内裤，发炎红痛。妇科诊断为子宫脱落，经治疗半年未效。经常四肢无力，小腹有下坠感，小便频数，带多，质稀如水，大便秘结，有时大便略一使劲前阴就出来一大块。"细诊其脉虚细无力，舌淡苔薄。观其面色少华，少气懒言，一派虚象。综合分析，证属素体虚弱，中气不足，便秘，努则导致气虚下陷，系胞无力而导致子宫脱垂。治应补气升提之法，给其**加味补中益气汤** 10 剂，药用：炙黄芪、土炒白术各 10g，党参、当归、金樱子、枳壳各 8g，陈皮、柴胡、炙甘草各 6g，升麻 3g，乌梅 3 枚。水煎服，日 1 剂。每日上午针补百会，升阳举气；补关元、中极、带脉（双），调补冲任二脉，以充胞中之气；补中脘、足三里（双），健脾益胃以提中气；补三阴交（双），理脾养血。药完停针，症状消失，一周后因过度劳累又下来一次，遂用温水清洗后托入体内，继用上方5剂，并嘱其用木梳顺经梳足三里、三阴交，凌晨梳100梳，每日一次，连续一周。半年后访问，无复发。

二、肾虚　1995年9月，庆丰农场场部商店职员，唐某某，女，53岁，来诊自诉："年过半百得了个不光彩的病，阴户突出一物，走路磨蹭内裤，发红发炎。腰酸腿软，小肚子下坠，小便频数，夜间更多。头晕耳鸣，大便溏薄，不想吃饭。"细诊其脉沉而弱，舌淡红无苔。问知生过三男四女，还人工流产三次，与丈夫感情甚好，结婚30多年没离开住过。综上分析，证属产育过多，又为房事所伤，致使肾气亏耗，带脉失约，冲任不固，无力系胞而脱垂，治宜补肾益气，给其**大补元煎**10剂，药用：党参、山药、熟地、杜仲炭（炒黑，断丝）、山萸肉、枸杞子各10g，当归8g，鹿胶（烊化）、紫河车各8g，炙甘草6g，升麻3g。水煎服，日1剂。每日上午针补百会、关元、中级、带脉（双）、太溪（双）、复溜（双）、合谷（双）、肾俞（双），灸3壮。药完停针，症状大轻，只是在大便时脱下，温水清洗托进体内，就不再下来。效不更方，继用上方5剂，隔日1剂，并嘱其在睡前睡后在被窝从下往上推刮以上穴位。元旦到商店购物遇到患者，高兴地告诉：症状全消，身体健康，感谢医生。

三、湿热下注　1996年3月，虎林市新兴乡新冈村农妇穆某某，女，42岁，来诊自诉："阴户有物突出，状似蛇头，按回体内，只要站立又出，走道活动磨蹭内裤，痛得钻心，很是痛苦，坐车到医院门口，下车走这几步就磨破流血。"细诊其脉洪数有力，舌红苔黄厚。问知大便秘结，小便赤涩，阴部黄水淋漓，肿痛嫩红。心烦口苦，夜眠不安。全面分析，证属阴挺久脱不收，摩擦感染，积湿下注，蕴而化热，热久生毒。治应清利下焦湿热，消毒祛湿，给其加味**龙胆泻肝汤** 10 剂，药用：龙胆草 6g，栀仁 9g，土茯苓 20g，忍冬藤 20g，柴胡 6g，黄芩 9g，木通 9g，生地、车前子（包煎）、甘草各 9g，泽泻 12g，当归尾 5g。水煎服，日 1 剂。并给飞矾 30g，铜绿 20g，五味子、雄黄各 25g，桃仁 50g，共为极细粉炼蜜为丸，每丸 15g，雄黄为衣，每晚睡前纳入阴户一丸。每日上午针补百会、关元、中脘、足三里（双）、中极、带脉（双）、三阴交（双）、合谷（双），泻大敦（双）、八髎、曲泉（双）、阴陵泉（双）、照海（双）。药完停针，再无脱下，自觉再使劲也不脱垂，时经 20 多天彻底痊愈。

四、在临床中只用针灸辨证取穴（不离以上十三穴），不用服药亦治愈多例。

不针灸不服药，只用坐药治愈此症多例，**坐药处方有**：

（1）飞矾 30g，铜绿 20g，五味子 25g，雄黄 25g，桃仁 50g，5 味药共为极细粉，蜜炼为丸，雄黄为衣，临睡前纳入阴中。

（2）川椒、乌梅、白及各等分为极细粉，棉纱布裹药纳入阴内深处，翌晨取出。

（3）茄根烧炭，研细粉，真香油调糊，纳阴户。

第三节 阴 汗

1994 年 5 月，哈尔滨市来一市民张某某，女，39 岁，来诊自诉："从去年夏秋之后，月经不调，多是提前几天，

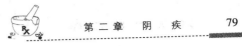

五心烦热，睡不好，阴部经常冷汗淋淋，发痒，黏糊糊甚是难受，老觉燥热。"细诊其脉细数而弦，舌红少苔，唇干，面赤。给其滋阴降火之剂，**当归六黄汤** 7 剂，药用：生地、熟地各 10g，当归、黄柏、黄芩各 6g，黄连 3g，牛膝、升麻根各 5g。水煎服，日 1 剂。并给其密陀僧、蛇床子各 100g制极细粉，外洒会阴部。

第四节 阴 冷

一、肝经湿热　1998 年 10 月 18 日，虎林市市民崔某某，女，40 岁，来诊自诉："半年来老感下部冰冷，好像没穿裤子，裆里总觉有凉风，会阴部也是冰凉，带黄而频，有时痒得钻心，挠不解痒，小便短黄少而频，大便秘结。"细诊其脉弦数，舌红苔黄厚而燥。证属肝经湿热内蕴，阻碍气血下荣阴部，以致阴冷、带黄。此乃真热假寒，治宜清热化湿，给其**柴胡胜湿汤加减** 10 剂，药用：柴胡 6g，羌活 5g，茯苓 10g，泽泻 8g，生甘草 3g，黄柏、栀子各 5g，龙胆草、汉防己、当归尾、木通各 6g。水煎服，日 1剂。服药期间，忌食鲤鱼、醋类、辛辣食品。每日上午针泻行间（双）、丘墟（双）、阴陵泉（双），补复溜（双）、太溪（双），泻太冲（双）。药完停针，症状减轻，唯带下未减，时而阴痒。继给上方 5 剂，照前服用。并给其苦参汤 5 剂煎汁坐浴，药用：苦参 50g，蛇床子 20g，龙胆草15g（切片），水煎，先熏后洗，每晚临睡前煎浴，半年后随访未再复发。

二、痰湿下注　1997 年，庆丰农场十一连职工廖某某，女，40 岁，来诊自诉："一年多来自觉阴中寒冷，嗜睡多卧，精神倦怠，痰涎稠黏，有时咳不出，大便溏薄不成形，不愿吃饭，胸闷。"细诊之，观其体形白胖，脾虚气弱，多湿多痰。脉濡而滑，舌润苔白腻。综合分析，证属脾虚湿盛，健运失司，水谷不化，痰湿内阻，积于子门而寒冷。治宜燥湿化痰健脾，给其**苍附导痰汤** 10 剂，药用：苍术 6g，香附 8g，陈皮 6g，半夏 8g，茯苓 10g，制南星 5g，炙甘草 6g，生姜 3 片。水煎服，日 1 剂。服药期间忌食醋类、鲤鱼、羊肉。每日上午针：泻灸天枢（双），灸补脾俞（双），泻灸下脘，补灸关元，隔姜灸神阙五壮，泻阴陵泉（双），丰隆（双），补太溪（双）。药完停针，症状基本消失，没有阴冷感觉，但仍食欲不振，精神倦怠，嗜睡。遂给其**六君子汤**加味 7 剂，药用：党参 15g，茯神 10g，土炒白术 20g，炙甘草 6g，陈皮 10g，半夏 10g，木香 5g，砂仁 6g，神曲 20g，麦芽 5g，生枣仁 10g。水煎服，日 1 剂。1 月后随访症状全消，身体健康，精神清爽愉快。

三、肾阳虚弱　1998 年 2 月，虎林市新兴乡月牙村农妇李某某，44 岁，来诊自诉："已有二年多了，光觉着裆里冰冷，就是三伏天也觉飕飕进凉风，重时小肚子也冰凉。浑身软绵绵的没力气，不念吃饭，吃几口就饱，大便溏稀不成形，便后还觉肛门凉。曾在内科治了半年，又到妇科，吃药打针都没见效，来吃中药试试。"细诊之，脉沉迟无力，舌淡润苔薄白，观其神疲气馁，知其禀赋不足，体虚劳损，血凝气结下焦不得温煦故而阴寒。治宜补阳温肾，给其**加味肾气丸**料 10 剂，药用：鹿角胶（烊化）15g，肉桂 3g，制附子（先煎半小时）4g，山萸肉 10g，怀山药、茯苓、熟地各 10g，淫羊藿、泽泻、丹皮各 8g。水煎服，日 1 剂，服药期间忌食醋类、生葱。并每日上午针补太溪（双）、复溜（双），灸肾俞（双）各 5 壮。炒盐 1000g 装袋，临睡热敷中极、关元穴。药完停针，症状消失。为善其后，嘱其炒盐热敷再持续几天，半年后随访，愈后未再复发。

四、风寒外袭 1996 年 8 月，东风镇农妇李某某，39 岁，来诊自诉："自从去年去农场连队打工插稻秧，倒是挣钱不少，行经时也没舍得休息一下，可落下这个毛病太受罪了。这不在三伏天也觉着裆里凉飕飕的，有时两个大腿板子里边也觉冰凉。"观其面颊铁青，唇淡白。其脉沉而紧，舌淡苔白。治应温经散寒，给其**加味阴冷方** 10 剂，药用：五加皮 8g，干姜 5g，丹参 10g，熟地 10g，杜仲炭（断丝）10g，天门冬 3g，钟乳石、桂枝各 6g，蛇床子 7g。水煎服，日 1 剂。每日上午针灸：补中级、胞门、子户、关元、三阴交（双），先针后灸，每穴各灸 5 壮。药完停针，症状大轻，嘱其炒盐热敷半月以巩固疗效。一年后随访，愈后未再复发。

第五节 阴 疮

一、湿重于热 1998 年 2 月，东风镇福兴村农妇姜某某，50 岁，来诊自诉："七八年了，得了个见不得人的病，不能和男人在一起，越是这样他就越气我，这病全是他气出来的。"我很纳闷，患妇能说出病因来。详细诊之，其脉濡数弦，舌红苔黄厚，问后才知阴部溃烂，脓血淋漓，痛痒肿坠，赤白带下，此时才意识到患妇刚进诊室带进的腥臭味的缘由。还真让她说准了是丈夫气的，证属情志不遂，郁火损伤肝脾，湿热下注，郁火生菌，菌蚀阴中，缠绵日久加上夫妇不睦形成恶性循环，而致若此重症。给其**萆薢渗湿汤**加杀菌清毒之品 10 剂，药用：萆薢 6g，薏苡仁 10g，黄柏 7g，赤芍 6g，丹皮 8g，泽泻、滑石各 8g，苦参、白蔹 6g。水煎服，日 1 剂。并每晚临睡前用**揭痒汤**熏洗阴部，药用：鹤虱草、苦参、威灵仙、归尾、狼毒各 20g，水煎熏洗阴部，日 1 剂。上午针泻八髎、中极行气利湿，泻关元、血海（双）清血化湿，泻委中（双）、大敦（双）清热和肝，泻至阴（双）导浊下降，泻行间（双）、丘墟（双）、阴陵泉（双）清肝泻火。药完停针症状大轻，阴部溃烂处结痂，干爽，再没有血水淋漓，效不更方继给萆薢渗湿汤 7 剂，照前服用。揭痒汤加半枝莲、蚤休各 20g，金银花 10g，每晚熏洗连用 7 剂。3 月中旬引亲友来诊，告诉：第二次给的药用完后彻底痊愈，遂嘱其调养性情，凡事要想开，多和家人交流思想少生闷气。

二、热重于湿　1998 年 7 月，虎林市市民黄某某，女，38 岁，来诊自诉："阴户溃烂流水，灼热焮痛，有时脓水淋漓，心烦急躁，口苦咽干，小便灼热，尿道热痛，赤白带下，不愿吃饭，浑身有腥臭味，羞于见人。"细诊之，脉弦滑数，舌红苔黄腻，腥臭味重。证属肝胆火炽，伤脾雍湿，湿热互结下注成毒，久则生菌发炎成疮。治宜清肝泻热，利湿解毒，给其**加味龙胆泻肝汤** 10 剂，药用：龙胆草 6g，土茯苓 10g，柴胡、黄芩、车前子（包煎）、木通各 6g，栀子5g，泽泻、当归、菊花、忍冬藤各 8g，生地 10g，甘草 3g。水煎服，日 1 剂。每日上午针泻太冲（双）、阴陵泉（双）、丘墟（双）。每晚临睡前用加减搨痒汤熏洗阴部，药用：苦参 30g，蛇床子 10g，忍冬藤 10g，土茯苓 20g，水煎，临睡前熏洗阴部。药完停针，症状大轻，为善其后，嘱其注意情绪调养，少惹气发火，并忌食辛辣刺激之物。

三、气虚挟热　1998 年 9 月，虎林市市民郑某某，女，35 岁，来诊自诉："我到黄嫂家串门，听说她的病彻底治好了，我俩都高兴，我有和她一样的病，照她的药方吃了几剂，虽说见点效，但久治不愈，大医院去过两年也没治好。下部总是血淋淋的，不收敛，神疲体倦，吃啥都不香，心悸而烦。"细诊其脉，细软无力而沉，舌淡嫩，苔黄而干腻，一派虚象。证属阴疮日久，津液内亏，气血不足无力托毒外出，故套用龙胆泻肝汤无效。治应益气养营，清解郁热，给其**归脾汤**加托毒外出之品，药用：西洋参、茯苓、炒白术、枣仁（炒）、生黄芪、龙眼肉各 10g，丹皮 8g，远志、柴胡、栀仁各 6g，木香 3g，甘草 3g。水煎服，日 1 剂。**加减搨痒汤** 10 剂，药用：苦参 30g，金银花10g，半枝莲 20g，重楼 20g，蛇床子 10g，水煎，临睡前熏洗阴部，日 1 剂。每日上午针：补合谷（双）、足三里（双）、三阴交（双）、神门（双），泻中极，补气海、膻中。接连用药 20 余剂，针 15 次，症状逐渐见轻。患妇增强了治疗信心，先后用药 30 多剂，治疗一个半月，病告痊愈，一年后随访，再无复发。

第六节　阴　吹

一、胃肠枯燥　1984年河北省南和县东关村王某某，女，52岁，来诊自诉："已有数年大便秘结，口干咽燥，肚腹胀满没放过屁，但每次大便就从前阴户放出臭气，嘟嘟有声；有时不解大便，略一使劲也是这样，前几年找医生看过，吃过不少中西药，但始终没好，这几年懒怠再治。"细诊之，脉细数尤以右关明显，舌红苔薄白。证属脾气虚，胃肠枯燥，谷道欠通，胃气下泄致阴吹。给其**五仁丸**料加**猪肤膏**7剂，药用：**猪肤膏**15g，加入头发9g共熬成膏，再加水1000毫升，加杏仁、松子仁、郁李仁各6g，柏子仁8g，桃仁5g，煎剩水300毫升去渣温服，日1剂。每日上午针泻足三里（双）、天枢（双）、支沟（双）补中脘、气海、合谷（双）、膻中（平刺）。药完停针，大便顺畅，一天一次轻松便软，症状消失。嘱其平时忌食辛辣，多吃水果蔬菜，随访，已多年未犯此病。

二、中气不足　1990年10月，黑龙江省密山市金沙农场职工杜某某，女，46岁，求诊自诉："已是五个孩子的妈了，得了个怪病，医院检查不出病根，治了几年也没见好，见生医生还不好意思说，好在咱已认识多年，请给治疗。每次大便前阴门就嘟嘟放气，难堪的是在人前略一使劲也是这样，怪不好意思。"诊之，其虚胖，面苍白，气短乏力，精神萎靡不振，脉细而缓，舌淡苔薄白，问知手足欠温，大便溏稀。证属脾虚气弱，中气不足，运行无力，腑气失其循常之道，窜于前阴。治宜补益升提脾气，给其**加减调中益气汤**10剂。药用：黄芪、人参、熟地、肉苁蓉各10g，当归、炒白术、白芍各8g，柴胡、川芎、炙甘草各6g，升麻4g，茯苓9g。水煎服，日1剂。每日上午针补中脘、足三里（双）、补灸气海、补灸合谷（双）各5壮。补膻中、灸百会5壮。药完停针症状大轻，十几天只发生三四次，是在使劲或累时。效不更方，上方继续服用一周后停药，半年后随访彻底痊愈。

三、肝郁气滞　1991年2月，金沙农场八连职工李某某，女，40岁，来诊自诉："俺家男人不争气，成天赖在赌场，回家又没好气，这么大岁数了，离婚吧怕人笑话，又看在两个孩子身上，气得我浑身都是病。最近几个月，小肚子胀痛，胸胁难受。大便不通，阴户嘟嘟发气。"观其愁眉苦脸忧郁带怒，知其忧思郁结伤情志，其脉弦涩细，舌绛苔黄薄。给其疏肝润肠之剂，**柴胡疏肝散加味**，药用：瓜蒌仁、香附各8g，柴胡、枳壳、白芍、川芎、陈皮各6g，炙甘草、桃仁（炒，去皮尖，捣碎）各5g。水煎服，日1剂。每日上午针泻太冲（双）、间使（双）、支沟（双）、合谷（双）、内庭（双）。药完停针，大便通畅症状减少，嘱其注意情绪调养，往开处想，耐心规劝丈夫，减少忧思烦躁，气顺即谷道通。

四、饮停中焦　1999年8月，庆丰农场十五连职工，赵某某，女，40岁，来诊自诉："不愿吃饭，心口痞满，夜睡不安，口水过多，阴户时而放气嘟嘟响，咋就得这种怪病呢，怪丢人的，不好意思来治。"细诊之，脉滑而濡细，右关濡甚，舌淡润，苔白腻。证属痰饮停滞中焦，浊邪干扰清道，谷气不能上升而下转阴户排放。治应温中涤饮，醒脾化浊，给其加味二陈汤 7 剂，药用：陈皮 6g，半夏 8g，茯苓 10g，桂枝 5g，枳壳 6g，生姜 3 片，甘草 3g。水煎服，日 1 剂。每日上午针补太白（双），泻丰隆（双）、阴陵泉（双）。药完停针症状大轻，饮食增加，痞满减轻，口腔清爽，虽然有时还有气往下行的感觉，但到下部即从肛门排出，效不更方，继给上方 10 剂照前服用，并嘱其在服药期间忌食羊肉、醋类、生葱、鲤鱼。服完药 3 天后，前来复诊，高兴地告诉，症状全消，身体健康，精神愉快。

第七节　阴　热

2000 年 5 月，庆丰农场十五连职工，许某某，女，36岁，来诊自诉："一年多来每月来经都提前三五天，经色发紫，阴户干燥，火热燎辣得刺痛，洗个冷水毛巾敷上稍轻一些。实在烦人，家里人都说我脾气怪，可病不在谁身上谁不知苦。"细诊之，其脉弦数有力，舌红苔黄，左颊鲜红如桃花，问知大便秘结，小便短频而色黄。证属肝火偏炽，下灼肾阴，致使肝肾之阴亏虚，阴虚则生内热，阴户内发热。治宜滋阴补液，给其加减黄连解毒汤 10 剂，药用：生地 10g，女贞子 8g，黄连 3g，黄柏 6g，阿胶（烊化）10g，川楝子 8g，黄芩 8g。水煎服，日 1 剂。另给川楝子 30g，煎汤熏洗外阴，每晚临睡前 1 剂；再用生芝麻捣烂一撮塞阴户内。每日上午针泻会阴、行间（双）、丘墟（双）、复溜（双），补太溪（双）。药完停针，症状大轻，给其温清饮 10 剂，药用：当归尾 10g，生地 15g，赤芍 10g，川芎 8g，黄芩 5g，黄

柏 10g，黄连、栀子、双花各 6g。水煎服，日 1 剂。川楝子
30g，忍冬藤 10g，熏洗剂 10 付，药完痊愈。

第八节 阴 痛

一、肝郁 2000 年 9 月，庆丰农场三连职工章某某，
女，36 岁，来诊自诉："因工作不顺心，成天心里不痛快，
这不，又得了个见不得人的病，甚是苦闷，丈夫和领导都不
理解，一天天闷得要死。阴户内扯着小肚子痛，有时牵引到
两胸、两乳，长出一口气稍松快点，医院妇科、内科都看过
多次，就是不见轻。"细诊之，其脉弦细而数，舌质暗红苔
薄，左颊显现血络。证属肝郁气滞，肝失条达，气血运行受
阻，不通则痛。治宜疏肝理气，给其**川楝子汤** 10 剂，药用：
川楝子 10g，大茴香、小茴香、麻黄各 5g，猪苓、泽泻、乌
药、元胡各 10g，白术 8g，槟榔、乳香各 6g，木香 3g，生姜
3 片，葱白 3 根。水煎服，日 1 剂。每日上午针泻肝俞
（双）、膈俞（双）、间使（双）、补太溪（双）。药完停针，
症状消失，为巩固疗效，嘱其注意情绪调养，继给上方 7
剂，照前方服用，半年后回访，用完药痊愈，再没复发，身
体健康，神清气爽。

二、气滞 2000 年 11 月，庆丰农场十连职工景某某，
女，40 岁，来诊自诉："已近三年了，阴内灼热刺痛，小便
黄赤而短，口干苦，喝杯冷水觉着痛快，每月来事都提前几
天。"细诊之，脉弦数而涩，舌红苔薄黄。证属肝郁气滞，
治当清肝理气，给其**丹栀逍遥散** 10 剂，药用：当归、白芍、

柴胡、茯苓、白术各 6g，丹皮 5g，栀子 4g，薄荷（后下）3g。水煎服，日 1 剂。另给外用药 10 剂，用：当归尾、赤芍、生地各 10g，川芎 5g，乳香 8g 制为极细粉，香油调制栓剂纳入阴内，临睡纳入翌晨洗净。每日上午针泻膻中、气海、内关（双）、阳陵泉（双）、间使（双）、三阴交（双）、公孙（双），共奏疏肝理气、通络止痛之效。药完停针，症状消失，为善其后，给上方丹栀逍遥散料 7 剂。水煎服，隔日 1 剂。2001 年元旦到场部办事到门诊室告知，服完 7 剂汤药彻底痊愈，至今未再复发，特来致谢。

三、肝肾亏损　2000 年 10 月，庆丰农场水利连职工于某某，女，54 岁，来诊自诉："近几年总觉腰和脊背酸痛，胳膊腿软绵无力，耳鸣，发困，叫人烦心的是下边涩痛痒，不下一点带，每晚洗过稍好些，平时干涩痛痒钻心难受，妇科医生说有菌，给药洗了，只管一时，过后还是干痛。"细诊之，其脉沉细无力，舌淡苔薄，问知生有七个子女，知其多产伤精，禀赋不足，肾中阴阳俱虚，冲任衰亏，阴道失于濡养，致阴内干枯无分泌汁，故而涩痛，治宜滋养肝肾。给其**左归饮加味** 10 剂，药用：熟地 5g，山药 6g，枸杞子、茯苓、山萸肉各 6g，肉苁蓉 10g，小茴香 5g，炙甘草 3g。水煎服，日 1 剂。每日上午针补太溪（双）、复溜（双），三阴交（双）、气海，泻太冲（双），补关元，灸曲泉（双）、照海（双）。药完停针灸，症状减轻，平时稍有白带下，不再干涩难受，效不更方，继用上方 10 剂。日 1 剂，半月后前来复诊，症状消失，但仍是食欲欠佳，神疲乏力。给其**人参养荣汤** 10 剂，药用：炙黄芪 20g，桂枝 10g，人参 10g，炒白术 12g，茯神 10g，神曲 10g，炙甘草 5g，当归 10g，生地

10g，白芍 10g，陈皮 8g，远志 5g，五味子 6g。水煎服，日 1剂。12 月 10 日来诊，全改初诊时没精打采、神疲滞呆、时而发困的现象，精神饱满，语声朗朗，精神了许多，以前症状全消，为了巩固疗效，再求一方。遂给其**左归丸**料 5 剂，药用：熟地 250g，山药 30g，山萸肉 15g，肉桂 25g，附子 15g，枸杞子 30g，炙甘草 25g，杜仲 30g。共为细粉蜜丸，每晚服 25g，开水送服。服后身体健康，食欲大增。

　　四、风邪外侵　1963 年 8 月，金沙农场九连职工程某某，女，42 岁，前来求诊，自诉："连队派我上山伐木，去的时候好好的啥病没有，在山上待了半年得了个怪病，常冷一阵热一阵，像发疟子似的，难以启齿的是下边生痛不敢挨，裤衩一碰痛得钻心。"细诊其脉浮缓，舌淡苔薄白，鼻塞声重。综合分析，因其在高山居住简陋，行经时定受风寒侵袭故而出现上述症状，胞络虚损，感受风邪、寒邪侵袭而致病。治宜养血祛风，给其**祛风定痛汤** 10 剂，药用：当归 9g，川芎、独活、防风、肉桂各 3g，荆芥炭 4g，茯苓 5g，熟地 6g，大枣 2枚。水煎服，日 1 剂。每日上午针：灸曲池（双）各 3 壮，补三阴交（双）、血海（双），灸阴陵泉（双）各 3 壮，以祛风养血。外用：乳香、元胡、丹参各等分，制粉真香油调膏涂之。药完停针，症状减轻，继用上方 10 剂，药完病愈。

第九节　合房阴痛

　　1995 年 10 月，庆丰农场机关干部沈某某，女，36 岁，来诊自诉："我患宫颈糜烂已多年，带多有臭味，很烦人，妇科治了多年效果欠佳，最近腰膝酸软，合房时阴内辣痛还出血，看了几天妇科，用药不少，都没见效，吃中药试试能好否。"细诊之，脉弦细数濡，舌红、舌尖特红，苔黄而腻，问知发热口渴不欲饮。给其**清宫饮** 10 剂，药用：土茯苓30g，忍冬藤、鸡血藤、薏苡仁各 20g，益母草 10g，车前草10g，丹参 12g，赤芍 15g，地骨皮 12g，丹皮 10g，甘草 6g，三七粉 6g（冲服）。水煎前 11 味取汁，冲服三七粉，日 1剂。给其当归、川芎、白芍、乳香、没药、生地各等分，制极细粉、炼蜜制成栓剂，在合房后纳入阴内，一夜纳一栓，栓的粗细以胀满为度。10 剂药服完，用栓 11 粒，症状大轻，效不更方，继用 10 剂后连多年未愈的宫颈糜烂、黄带多有臭味也治愈了。

第十节 阴 痔

一、**肝胆湿热** 1963 年 8 月，黑龙江省密山市金沙农场职工，丁某某，女，38 岁，求诊自诉："经常小便赤黄短少，大便秘结，带下频频，阴中突出一物，时流黄水，到医院妇科诊断为'子宫脱垂'，用药不少，治疗二年，也没见效，邻居老太太说是'茄子疾'、'番症'，找中医治吧，这不就来了。"细诊之，脉弦数，舌红苔黄厚，问知胸胁苦满。证属肝胆湿热，湿热内蕴而生毒下注外阴而致，给其**龙胆泻肝汤** 10 剂，药用：生地（酒炒）、龙胆草各 9g，木通、甘草各 3g，栀子（酒炒）、炒黄芩、柴胡、当归、泽泻各 6g。水煎服，日 1 剂。并给乌头 30g 烧炭，以醋 1000 毫升熬煮，用蒸气熏阴部，每晚睡前熏 20 分钟。每日上午针泻阴陵泉（双）、丘墟（双）、太冲（双）。药完停针，突出物按入体内，不再突出，为善其后给其龙胆泻肝汤 5 剂，隔日 1 剂，并用药渣煎水坐浴 5 天，半年后随访无复发。

二、肝郁血虚　1993 年黑龙江省庆丰农场八连职工邓某某，女，40 岁，来诊自诉："经常头痛，晕眩，两胁牵扯痛，困倦，不愿吃饭，带下不断，阴内突出一物像个蛇头，还浸流黄水，用劲往里按也能回体内，撒手还是出来。"细诊之，脉弦虚无力，舌淡苔薄，面萎黄，神疲呆滞，时而叹息。证属肝郁血虚，给其**逍遥散**料 10 剂，药用：当归、白芍、茯苓、炒白术各 10g，炙甘草 5g，煨生姜 8g，薄荷 7g（后下）。水煎服，日 1 剂。并给其蛇床子 20g，乌梅 10 枚，包煎熏洗下部，临睡前用，日 1 剂。半月后复诊，症状减轻，10 天内只下来一次，托入体内，再无突出。为善其后将上方继给 5 剂内服，3 剂外用，药完后彻底痊愈，未再复发。

三、气血双虚　1993 年 8 月，庆丰农场物资局家属苏某某，女，52 岁，来诊自诉："阴户突出一物，像个蘑菇，不痛，有时发痒，按回复出，妇科诊断为'子宫脱垂'，但治疗两年不见效果，现在让这病闹得吃不好睡不安，丢手就忘，心惊肉跳，时而发热。"细诊之，脉虚缓无力，舌淡苔薄，唇发白，面色苍白，肢软乏力。证属气血两虚，气虚下陷无力提升，给其补气血养心脾之**加味归脾汤** 10 剂，药用：炒白术、茯神、炙黄芪、炒枣仁各 10g，人参、当归、炙甘草各 8g，木香、远志各 5g，龙眼肉 15g，升麻

3g，生姜5片，大枣5枚。水煎服，日1剂。每日上午针补百会、带脉（双）、关元、中极、中脘、足三里（双）、三阴交（双）。每晚临睡前煎蛇床子20g，乌梅10枚，用汁熏洗阴户。共服上方25剂，洗药30剂，针15次，彻底痊愈，为善其后，给其洗药10剂继续熏洗一段时间。

四、气虚　1993年，庆丰农场幼儿园教师郭某某，女，42岁，来诊自诉："近一年来，月经提前，色淡，量少，浑身发热，渴愿喝滚烫的汤水，多汗，气短，不愿吃饭，最烦人的是阴户突出一块，按回才能回去，不小心又下来，妇科治了一年不见效。"细诊其脉虚细无力，舌淡苔薄，面苍白，唇淡白，少气懒言，问知尿频便溏。给其**补中益气汤**10剂，药用：炙黄芪、炙甘草各15g，人参、炒白术各9g，当归、陈皮、升麻各6g，柴胡6g。水煎，趁热服，日1剂。每日上午针补合谷（双）、三阴交（双）、神门（双），灸百会10壮，补足三里（双）。每晚用蛇床子20g，乌梅10枚，煎水熏洗阴部。共治疗月余，服药25剂，熏药16剂，针灸10次，彻底痊愈。

第十一节　合房阴出血

一、冲任伤　1994年，黑龙江省虎林市庆丰农场十四连职工张某某，女，36岁，来诊自诉："从我儿子三岁起，和丈夫只要合房，下部则流血不止，血色鲜红，似经非经，流上五六天或更长些日子自止。闹不清是月经还是血崩，西医、妇科用过不少药都不管用，凡是能止血的药都用过了，不见效。"细诊之，脉虚涩，舌淡苔薄白，问诊得知，曾在病前有过月经正来时，丈夫从山上回来住过两天，突然经净，从此，虽说月经依时来，但在经净后，不到来经时，只要同床，经就流下不止，持续几天。遂给其引**精止血汤** 10剂，药用：人参 15g、炒白术 30g 以补气，熟地（九蒸）30g、山萸肉（蒸）15g 以补精，茯苓 9g，黑姜 3g，黄柏 2g，黑芥穗 9g，车前子（酒炒，包煎）9g。水煎服，日 1 剂。并给桂心粉 50g，分 3 包，每在合房后用灶心土似核桃大两块，黄酒煮几滚去渣，送服桂心粉一包，上方连用 3 个疗程痊愈。半年后回访，月经正常，身体健康，再无性交后出血。

二、肝火妄动 1998 年 6 月，庆丰农场十四连，周某某，女，38 岁，来诊自诉："自从二年前分家以后，得了个怪病，到医院妇科治疗半年不见效，自己戒备也就没事了，和丈夫过性生活大量出血，开始还不以为是血，摸到黏糊，开灯一看全是鲜血，甚是吓人。后来每次都是流血，也就不敢再住一起了。"细诊之，得知分家时因财产和家人争执，丈夫还不肯出头露面，自己郁怒伤肝，郁久化火下扰胞血，迫血妄行，性交达到高潮时，血随激情而下，鲜红量多。心烦易怒，大便秘结，小便短频赤黄，口苦咽干，舌红苔黄，脉弦数。治宜清肝泻热，给其**丹栀逍遥散**料 10 剂，药用：当归 6g，丹皮、栀子、白芍、熟大黄各 8g，白术、生地各 10g，柴胡、薄荷（后下）、甘草各 6g，生姜 3 片。水煎服，日 1 剂。每日上午针泻太冲（双）、阴陵泉（双）、丘墟（双）、三阴交（双），以上八穴均用透天凉手法以泻肝胆之火而治本。再以黄连 15g，牛膝、甘草各 9g，水煎，熏洗外阴，每晚睡前一次，连洗 10 天。

上方连用 3 个疗程，服药 30 剂，洗药 30 剂，针灸 15 次彻底痊愈。

三、心脾两虚　1998 年 10 月，庆丰农场机关干部赵某某，女，40 岁，来诊自诉："近半年感到小腹坠胀，健忘失眠，心悸，怔忡，不愿吃饭。前几天发现合房后阴道出血很多，血色发紫，淡清，还以为是月经早来，可当天洗过下身就干净了，昨天晚上又出现出血才知是病。"细诊之，见其面色萎黄，神态疲惫，气虚乏力，脉弱虚细，舌淡苔薄白。证属心脾两虚，脾不摄血，气虚下陷，血无以载，情绪过分激动时而无控，血随气下。治宜养心益脾补气血，给其**归脾汤加味**，药用：仙鹤草 20g，伏龙肝 30g，炙黄芪 30g，党参、炒白术、茯神、炒枣仁、龙眼肉、当归各 10g，炙甘草 6g，木香 3g。水煎服，日 1 剂。连服 10 剂。每日针补三阴交（双）、合谷（双）、神门（双）、足三里（双），灸百会 10 壮，连续治疗半月，服药 15 剂，针灸 12 次，彻底痊愈，心悸、失眠等症状全消。

第三章 带 证

第一节 白 带

一、痰湿 1980 年 5 月，在山西省文水县下曲镇接诊一农妇何某某，女，35 岁，自诉："近一年来，腰膝酸软，四肢无力，食欲欠佳，白带特多。"细诊之，其脉濡滑，舌淡苔腻，体胖困重，嗜卧倦怠，问知带下量多，如涕、如痰，质黏味臭。胖人多痰多湿，躯脂壅塞，湿痰流注下焦，带脉失约，而致带下；湿阻日久而生热毒而味臭。治宜化痰除湿，健脾束带，给其**胃苓汤** 10 剂，药用：厚朴、苍术各 8g，茯苓、猪苓、白术、泽泻各 9g，陈皮 6g，甘草 3g，肉桂 2g。水煎服，日 1 剂。服药期间忌食豆腐、醋类、鱼类、桃、李、蛤、雀。每日上午针泻丰隆（双），补关元、带脉（双）、气海、阴陵泉（双），配补三阴交（双）调理诸阴。药完停针，诸症状全消，为巩固疗效给其**苦参汤** 10 剂，嘱其隔几日煎药，在临睡前熏洗阴部，药用苦参 30g，蛇床子 10g，金银花 5g。半年后随访，愈后再无复发。

二、湿热 1980 年 7 月，农妇刘某某，女，36 岁，求诊自诉："白带特多，腥臭难闻，如米泔水，阴中作痒，头晕倦怠，胸闷腹胀，爱发脾气。"细诊之，脉弦滑而数，舌淡润苔白腻，左颊黄隐透黑。证属脾虚湿盛反侮肝木，肝郁生热，湿热蕴结而注带脉。治必清热化湿，健脾束带，给其**萆薢渗湿汤** 10 剂，药用：萆薢、黄柏、丹皮、赤茯苓、泽泻各 10g，薏苡仁 20g，滑石 10g，通草 5g。水煎服，日 1 剂。并每日针补气海、阴陵泉（双），健脾利湿；补带脉（双）、关元、三阴交（双）调理诸阴。药完停针，时隔 5 天前来复诊，自诉："症状减轻，带下多为黄色，质稠黏，量比以前少了许多。"遂改用**易黄汤**，药用：炒山药 30g，炒芡实 30g，盐炒黄柏 15g，白果（砸碎）5 枚，酒炒车前子 10g（包煎）。水煎服，日 1 剂。连用 5 剂，症状全消。

三、寒湿　1963 年，在黑龙江省密山市金沙农场十连接诊职工高某某，女，38 岁。自诉："已有二年白带滑如涕，阴中冷飕飕，少腹绵绵作痛，用热水袋暖暖舒服，不愿吃饭，神疲乏力。"诊其脉沉而迟，面色苍白，舌淡苔白，唇青。证属寒湿侵入，致使带脉失约而致带下增多，少腹绵痛。治宜温化寒湿，给其**龙骨散料** 10 剂，药用：龙骨 12g，干姜 6g，当归 8g，阿胶 10g（烊化），续断 6g，怀山药 10g。水煎服，日 1 剂。上午针：灸补关元 10 壮，补带脉（双）、气海起针后灸 10 壮，灸补阴陵泉（双）起针后灸 10 壮，药完停针病愈未再复发。

四、风冷　1996 年庆丰农场十八连职工耿某某，女，36岁，来诊自诉："二年来，浑身冷，穿多也无用，暑伏天也感身冷，关节酸痛，脐腹痛时，按住减轻，热敷痛减，白带量多清稀如水。"细诊之，面色苍白，唇无血色，脉浮滑而迟。证属风寒侵入胞络所致，治应疏风和营，温胞止带，给其**桂枝四物汤加味** 10 剂，药用：桂枝 10g，当归 8g，川芎 6g，熟地 8g，白芍 8g，吴茱萸 3g，防风 6g，海螵蛸 9g。水煎服，日 1 剂。每日上午针灸：灸关元、气海各 10 壮，隔盐灸神阙 5 壮，补三阴交（双）行针 10 分钟，起针后各灸 5 壮、带脉（双）各 5 壮，灸阴陵泉（双）各 5 壮。药完停针，症状大轻，脐腹痛止，带少而黏。嘱其再自行热敷、艾灸上穴（1 日 1 次）。3 个月后随访，症状全消，连经期延后也治好了，现在按月行经，色、质、量、期正常，身体健康。

五、**肾虚** 1996 年 8 月，庆丰农场十连职工马某某，女，33 岁，来诊自诉："带下淋漓，质稀量多，腰膝酸软，五心烦热，大便秘结，小便频、色赤黄，已有半年，西医给拿药内服、外洗都没见效。"细诊之，面萎黄，颧浮红，脉细数，左尺游丝状，舌红少苔。综合分析，证属肾阴虚损，相火亢盛，而致五心烦热，滑泄不固而致带下。治应滋阴降火，给其**加味知柏地黄汤** 10 剂，药用：知母、黄柏各 7g，丹皮、山萸肉、怀山药各 10g，生地、泽泻各 8g，芡实、莲须各 16g。水煎服，日 1 剂。睡前熏洗下部药 10 剂，用：苦参 30g，蛇床子 10g，金银花 10g，包煎，取汁趁热先熏后洗，洗后上床盖被勿受风。每日上午针补复溜（双），用透天凉手法以滋阴降火，补太溪（双）、带脉（双），灸补肾俞（双）5 壮。药完停针，症状大轻，为巩固疗效，继给上方熏洗药 10 剂，隔日 1 剂，继续熏洗。两个月后遇见患妇告知："洗药用完再无复发。"

六、**肾阳虚** 1996 年 8 月，东风乡幸福三队农妇秦某某，女，30 岁，来诊自诉："结婚已四个年头，没有怀孕，白带量多，质稀薄，淋漓不断，腰酸无力，小肚子到阴部总觉冷飕飕地进凉风，小便频数而清长，大便溏稀，没正常来过月经，到月只见一点紫黑稠黏的一小块似鸡肝样的东西，白带成天淋漓不断"细诊之，脸面铁青纯紫，舌淡紫苔少，脉沉迟而紧。证属命门火衰，肾阳虚无力温煦胞宫，阳气下陷，带脉失约，任脉不固，宫似冰窖岂能受孕。给其补肾、温阳、固涩、止带之妇科**内补丸**料10剂，药用：鹿角胶（烊化）15g，菟丝子、黄芪、桑螵蛸各10g，沙蒺藜、肉苁蓉各8g，白蒺藜6g，紫菀4g，制附子3g（先煎）。水煎服，日1剂。每日上午针补关元、复溜（双）、肾俞（双），隔姜温灸5壮。药完停针，症状减轻，继给其**温胞饮**10剂。药用：土炒白术30g，盐水浸巴戟天30g，人参9g，杜仲炭9g，酒炒菟丝子9g，炒山药9g，炒芡实9g，桂心6g，制附子1g，盐水炒补骨脂6g。水煎服，日1剂。药完复诊，症状大轻，初见紫红色月经，夫妇俩甚是高兴，要求再赐一方，给其温胞饮加酒炒当归15g，继服月余，怀孕。1997年30多岁生一男婴，全家都非常感激。

七、脾气虚　1997年3月，庆丰农场九连职工彭某某，女，38岁，来诊自诉："带下量多，色淡黄，质黏稠无臭味，几个月了不愿吃饭，口淡乏味，大便溏稀不成形。浑身软绵无力，老想躺下，懒得动。"细诊之，其面虚浮，脉濡缓，舌质淡，苔白而腻。证属脾气虚弱，运化失司，水谷之气不能化为精微营养，反而化湿流注下焦，带脉缓弛，失于约束而下白带。治必健脾益气，化湿止带，给其**完带汤**10剂，药用：土炒白术30g，炒山药30g，党参6g，酒炒白芍

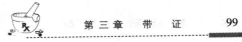

15g，柴胡 2g，酒炒车前子（包煎）9g，制苍术 9g，甘草 3g，陈皮 2g，黑芥穗 2g。水煎服，日 1 剂。每日针关元、带脉（双）、三阴交（双）、气海、阴陵泉（双），药完停针，症状消失，病告愈，半年后随访，未再复发。

八、脾阳虚　1999 年 3 月，庆丰农场职工医院护士罗某某，女，38 岁。求诊，自诉："近一年来白带增多，经西医妇科检查，除宫颈糜烂外无异常，但治疗八九个月没见效，想吃中药试试。"细诊之，脉虚细，右关尤甚，舌淡苔白滑，面色苍白，四肢欠温，两足浮肿。问知少腹坠胀，便溏，溲频清长。证属白带日久不愈，脾阳不振，治应健脾益气，升阳止带，加温中固涩之品，给其**加味补中益气汤** 10 剂，药用：炙黄芪 15g，炒白术、党参、当归、龙骨各 10g，白石脂、陈皮各 8g，甘草 5g，柴胡、升麻各 3g，干姜 3g。水煎服，日 1 剂。每日上午针：灸补关元（先针补，后灸 5 壮）、带脉（双）、三阴交（双），针后温灸各 3 壮。药完停针彻底痊愈，为善其后给其熏洗药 10 剂，嘱其临睡前煎药熏洗，药用：苦参 30g，金银花 20g，蛇床子 10g。布包，煎汁洗阴部。愈后多年未犯，月经正常，身体健康。

第二节　黄　带

一、湿热　1999 年 8 月，虎林市半站村农妇，张某某，女，38 岁，来诊自诉："带下黄黏已数月，气味臭秽，胸堵闷，不愿吃饭，腹胀，便溏，小便涩痛，在西医妇科治疗半年没见效果。"细诊之，脉濡数，舌红苔黄腻，证属脾失健运，湿浊蕴遏，久而化热，湿热合而下注而成黄带。治宜清热祛湿，给其**易黄汤** 7 剂，药用：炒山药、炒芡实各 30g，炒黄柏 6g（盐水浸），酒炒车前子（包煎）3g，白果 10 枚（碎）。水煎服，日 1 剂。外用药 7 剂，药用：苦参 30g，蛇床子 10g，金银花 10g，布包，水煎，临睡前熏洗阴部。每日上午针泻关元、带脉（双）、三阴交（双），补隐白（双）、足三里（双），泻行间（双）。药完停针症状全消，1月后随访，未再复发。

二、湿毒　1999 年 10 月，庆丰农场值勤连职工孙某某，女，36 岁，来诊自诉："带下量多已有半年，色黄绿如脓，气味腥臭，外阴瘙痒难忍，坐卧不安，口苦咽干，尿黄短少，大便秘结，西医妇科治疗啥法子都用了，无效。"细诊之，脉滑数，舌红苔黄腻，身有腥臭味。证属湿毒秽浊之邪，乘经期之虚直伤胞脉，致使带脉失约，湿热毒邪下注。治应清热解毒，化湿止带，给其**二黄三白丸**料加味 10 剂，药用：酒黄柏 6g，川黄连 6g，盐黄柏 12g，香附 6g，白石脂 16g，焦白术 20g，白芍 16g，椿白皮 6g，升麻 4g，苍术 12g，黄芪 20g，当归 16g，五味子 12g。水煎服，日 1 剂。外用熏洗药 10 剂，药用：苦参 30g，黄柏 20g，蛇床子 20g，土茯苓 30g，野菊花 10g，金银花 10g，布包，水煎，临睡熏洗阴部，日 1 剂。每日上午针补关元、带脉（双），泻三阴交（双）、隐白（双）、行间（双），先补后泻足三里（双）。药完停针，症状大轻。效不更方，上方连用三个疗程彻底痊愈，一年后随访，无复发。

第三节 赤 带

一、血虚 1963年8月，在黑龙江省密山市金沙农场三连，接诊一刚从山东省来落户的妇女张某某，36岁。自诉："不在经期阴道流出似血非血的红水，质稀淡红，绵绵不断。"细诊之，见其面色无华，精神萎靡不振，脉细而弱，舌淡少苔，问知小便清长，大便溏稀无常，懒食多饮。证属营养不良，气血两虚。治宜养血，固涩，止带，给其**加味胶艾四物汤**10剂，药用：阿胶（烊化）12g，艾叶炭8g，当归8g，熟地10g，川芎6g，白芍8g，赤石脂8g，煅龙骨10g。水煎服，日1剂。并每日上针：灸补关元，隔姜灸3壮，补带脉（双）、三阴交（双）、血海（双）、泻间使（双）。外用熏洗阴部，药用：艾叶30g，小蓟10g，当归头10g，布包，水煎，熏洗阴部，日1剂。药完停针，症状大轻。效不更方，继给上方内服药10剂，照前方服用。外用5剂，隔日1剂，在治疗期间和服药后10天禁房事。药完5天后复诊，症状全消，嘱其注重营养，劳逸结合，慎行房事，半年后身体健康，经带正常。

二、湿热 1963年10月，黑龙江省密山市南大营村农妇，尹某某，40岁，求诊自诉："已有三个多月，带下色红，似血非血，气味腥秽，胸脘满闷，爱发脾气，情志抑郁，看谁都不顺眼，不愿吃饭，自找气生。"诊其脉弦濡数，舌红苔薄黄。证属忧思伤脾、郁结伤肝，肝失藏职，脾失统能，湿热之邪随血下陷而带下色赤。治应疏肝利湿清热，给其**清肝止淋汤**加疏肝解郁之品10剂，药用：酒洗当归30g，醋炒白芍 30g，生地 15g，阿胶（面炒，烊化）9g，丹皮 9g，黄柏、牛膝各 6g，小黑豆 30g，郁金、柴胡各 6g，香附 3g，大枣 10g。水煎服，日 1 剂。每日上午针泻关元、带脉（双）、三阴交（双）、间使（双）、补神门（双）、灸隐白（双）各 5 壮、泻血海（双）、补合谷（双）。并给白术 40g，黄柏 50g、白薇 10g 制极细粉，每晚临睡前酒送服 10g，并嘱其忌食辛辣，节欲。药完停针，症状全消，为巩固疗效，上方继用 5 天，半年后随访，愈后未再复发。

三、心火　2001 年，庆丰农场八连职工邓某某，女，38 岁，来诊自诉："俩月了赤带不断，质稠，味腥臭难闻，羞于近人，心烦口干，舌头烂舌尖痛，夜晚睡不着。"诊之，脉细而数，两颊红，舌尖鲜红，苔少而黄，呼出有味，问知，大便秘结，小便涩痛，短少色赤黄。证属心火亢盛，下移小肠胞络。治宜清心泻火，给其**加减莲子清心饮** 10 剂，药用：石莲肉、西洋参、黄芩、车前子（包煎）各 6g，麦冬 10g，地骨皮、栀仁各 8g，甘草梢 3g。水煎服，日 1 剂。每日针泻通里（双）、神门（双）、关元、带脉（双）、血海（双）、三阴交（双）。外用：苦参 30g，小蓟 10g，金银花 10g，槐花 10g，蛇床子 10g，布包，煎水熏洗阴部，每晚临睡前 1 剂。药完停针，症状大轻，效不更方，继用内服方 10 剂，熏洗方 8 剂，病愈，随访半年后未犯。

四、肝火　2002 年，庆丰农场八连职工李某某，女，35 岁，来诊自诉："已有两三个月，带下色红，稠黏似糨糊，少腹热痛，小便黄赤，大便秘结，时不时想发脾气，看啥都不称心，丈夫说我变了性子。自己也感到易怒，口干苦，不愿喝水。"细诊之，脉弦数，舌红苔黄，左颊赤青，唇干。

证属肝火偏旺，心火亦盛，二火交炽，阴血益虚，中气减损，任脉不固。给其清肝泻热之剂以止带，药用：茵陈 8g，黄柏、栀子、丹皮、牛膝、泽泻、车前子（包煎）各 6g，茯苓 10g，猪苓 10g，赤芍 8g。水煎服，日 1 剂。外用：黄芩 20g，金银花 10g，小蓟 10g，布包，水煎，临睡熏洗下部，日 1 剂。上药合用，每日上午针泻间使（双）、阴陵泉（双）、丘墟（双），补太冲（双）、三阴交（双）。连续治疗 20 多天，内服药 15 剂，外用药 10 剂，针治 15 次，彻底痊愈，半年后随访，未曾复发。

第四节 青 带

一、肝经湿热 1963 年 8 月，黑龙江省密山市金沙农场五连职工姜某某，女，36 岁，来诊自诉："一个月来阴道常流出青色稠黏液，腥臭难闻，头胀晕眩，胸闷，不愿吃饭，时而肋胁痛。"细诊之，脉弦滑濡，舌红苔黄。证属肝经湿热，郁遏肝经而流注下焦，损及任带二脉致病。治宜平肝清热利湿，给其**加减逍遥散**料 7 剂，药用：茯苓 15g，酒炒白芍、甘草各 15g，柴胡、陈皮各 3g，茵陈、炒栀子各 9g。水煎服，日 1 剂。忌食醋、鱼腥 10 天。并每日上午针泻三阴交（双）、气海以疏肝理气解肝之郁，补阴陵泉（双）、关元以益气化湿，泻太冲（双）以理气降逆。服药 3 剂时带下清稀，味小。服药 5 剂，针治 4 次，症状全消。遂停止针治，继续将药服完，彻底痊愈。姜某感激地说："这才知道中医、中药真神，西医妇科治疗仨月毫无效果，中医治不到

10 天就彻底痊愈了。"半年后随访，未再复发。

第五节　黑带

　　1982 年 10 月，在山西省文水县下曲镇卫生院接诊农妇郝某某，36 岁，自诉："俩月来阴户流出黑豆汁似的黏液，腥臭难闻，小便刺痛，阴户红肿焮痛，口渴，愿喝凉水、吃冰糕，大便秘结，有时牙龈肿痛。"细诊之，观其面黄肌瘦，颜面黄罩红云，两颧鲜红，脉洪数，舌红苔黄隐黑。证属胃火与三焦之火合而熬煎，火结于下炎于上。治应泄火为主，火热退湿邪自除。给其**利火汤** 7 剂，药用：大黄 9g，土炒白术 15g，王不留行、茯苓、黄连、酒炒车前子（包煎）、炒栀子、刘寄奴各 9g，知母 6g，煅石膏 15g。水煎服，日 1 剂，治疗期忌房事，忌食辛辣、猪肉、醋类、雀、蛤、桃、李。每日上午针泻内庭（双）、三阴交（双）、内关（双）、间使（双），均用透天凉手法，补复溜（双）。5 日后复诊，症状消除，饭量大增，脉稍缓和，神色转好。停针，继续将药服完。前后治疗不到 10 天，彻底痊愈。如此重症，能以痊愈，吾也觉傅师传方真神奇也。

第六节　白　崩

　　一、脾肾阳虚　1996 年 7 月中旬，黑龙江省虎林市东风镇幸福村农妇辛某某，56 岁，来诊自诉："偌大年纪了，从上周起阴内流出黏液甚多，崩流如注，像米泔水，透明没味。腰酸腿软，老想躺下，神疲乏力。"见其面色苍白，眼眶暗黑，口唇发青，舌淡苔薄白而润，脉数沉迟。证属脾肾阳虚，湿寒侵之。治以温补脾肾之阳，制下焦之湿寒。给其**济剂丹**料加减 10 剂，药用：杜仲炭、益智仁、炒山药、茯苓各 10g，白石脂、煅龙骨、煅牡蛎各 20g，仙灵脾、牛膝、远志、当归、鹿角霜、石菖蒲各 9g，附子 3g（先煎 10 分钟），金樱子 15g。水煎服，日 1 剂。每日上午针补关元、带脉（双）、三阴交（双）、太溪（双），灸肾俞（双）、脾俞（双）各穴 10 壮。并嘱其节欲，勿过分劳累。药完停针，3 天后崩止，身净，症状全消。

　　二、毒邪侵注 1996 年，黑龙江省虎林市新兴乡农妇李某某，女，38 岁，来诊自诉："下带如崩已十多天，带白浑浊味臭，心烦意乱，不得安宁，在医院住院一周，不见效果，病情一天加重一天，故出院来求中医治疗。"观其体形消瘦，面灰黑暗，唇淡，爪甲苍白，脉虚弦，舌淡苔薄白腻，灰黯。证属湿热毒邪侵入带脉，带脉失固而致。治应扶正攻毒，给其**土茯苓汤加味** 10 剂，药用：土茯苓、白毛藤（即白英）、半枝莲、蚤休各 30g，党参、黄芪各 15g，没药、乳香、薏苡仁、茯苓、猪苓、生白术各 12g。水煎服，日 1 剂。每日上午针补关元、带脉（双），泻三阴交（双）。药完停针，带下减少，气味稍小，但带下绵绵未曾停止。遂改用：川芎、炙阿胶（烊化）、桂心、赤石脂（借用二味相畏之势）、小蓟根各 20g，生地 40g，伏龙肝（鸡蛋大 5 枚），酒水各半煮取汁，化胶，分 3 次服完，当日白崩止。

第七节 白 淫

一、心肝火旺　1994 年 8 月，哈尔滨市商人钱某某，女，40 岁，远道而来求诊，自诉："已病二年，闹得精疲力竭，还和丈夫闹离婚（因性生活不协调），这么大岁数怪丢人的。在各大医院都用过药，没有半点效果，特慕名而来。每在夜晚刚一入睡就梦与男交，不是丈夫，不知是谁，醒后阴流很多发黏，黄白相间之分泌液。腰酸乏力，大便秘结，身发热，烦躁，口干渴。有时大白天，打个盹也有这种现象，裆里总是黏黏糊糊的。"细诊之，见其面容憔悴，面黄肌瘦，萎靡不振，痴呆神疲，脉细数弦，舌红燥，舌尖红芒刺多，苔薄色黄。此乃由情欲不遂，失合、思念太过相火亢盛而致。治宜清心安神，固涩束带，给其**莲子清心饮** 10 剂，药用：麦冬、党参、黄芪、石莲肉、车前子（包煎）各 8g，茯苓 10g，甘草 3g，黄芩、地骨皮、柴胡各 6g。水煎服，日 1 剂。每日上午针泻神门（双）清心火，泻后施补法安神宁心，泻行间（双）以泻肝火，补复溜（双）以补其母脏、母穴以滋阴养肝。在治疗期间要静心寡欲，让其丈夫回家，独自在职工医院住院治疗。10 剂药完症状全消，神清气爽，再无邪念。病愈后在其亲友家住了半月，高兴回家。

二、阴虚内热　1999 年 8 月，庆丰农场机关干部沈某某，女，30 岁，来诊自诉："婚前我身体健康，经带都很正常。近二年来头晕耳鸣，目眩，五心烦热，腰酸膝软，四肢无力，夜睡不安，只睡五个多小时就醒，再也不能入睡，常

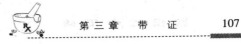

觉干渴，不欲饮水，带下绵绵不断，稀薄色白。"细诊其脉，细数沉弱，舌红绛，苔少而黄，气短而促。证属肝肾阴虚，考虑其新婚贪欢，纵欲劳伤肝肾而致。问其是否在初婚一年内性生活过频，患妇笑而未答，却点头。遂给其**九龙丹**料 10 剂，滋阴补肝肾，药用：茯苓、山楂、枸杞子、熟地、金樱子各 10g，芡实 12g，石莲肉、莲须各 8g，当归 9g。水煎服，日 1 剂。治疗期间忌食醋类、白萝卜，节欲 1 月。每日上午针补曲泉（双）、复溜（双）、肾俞（双）、补太溪（双）、三阴交（双），针后隔姜温灸肾俞（双）10 壮。

第四章　崩　漏

第一节　年老血崩

　　1996 年 10 月，虎林市商人崔某某，女，56 岁，来诊自诉："自上星期日开始阴道大出血，到医院住院，止血针打过，又打吊瓶，就是止不住，没办法未愈出院，来求中医治疗。"细诊之，其脉虚浮，近似芤脉，舌绛苔薄，气虚喘息，音低气馁。问知与丈夫同床，高潮过后感到臀下黏糊糊，拉开灯一看才知是血，从此就血流不止，已有八九天了。证属年老之妇天癸匮乏，应闭关自守，不宜再兴酣浪作战，肾火大动，血室大开而致崩决。给其**加减当归补血汤** 7 剂，药用：酒洗当归 30g，生黄芪 30g，桑叶 14 片。水煎，冲服三七粉 9g，日 1 剂。针补三阴交（双）、合谷（双）、断红穴。服药 3 剂针 2 次，血流减少一半，服药 7 剂彻底干净。嘱其断欲才能根除病不再发，若再犯色欲，病会重犯。并在上方中加入白术 15g，熟地 30g，山药 12g，麦冬 9g，北五味子3g，再服至 1997 年 2 月才能根除此病。

第二节 血崩昏暗

1994 年 3 月，庆丰农场十三连职工赵某某，女，42 岁，因患血崩（西医称子宫出血）在职工医院西医妇科住院治疗，已 9 天，用各种止血药未效，18 日那天中午因出血过多昏迷不省人事，院长命令各科会诊。余上前诊其脉虚浮，有根，其身大汗淋漓、气息奄奄。料到用止涩之剂只能扬汤止沸，只有与补气补血之药同用加引血归经之味方效，给其九蒸大熟地 30g，土炒焦白术 30g，生黄芪 9g，酒洗当归 15g，黑姜 6g，党参 9g。水煎服，令护士及其丈夫一起慢慢将药灌下，冲服贯众炭粉 3g，时至下午 3 点血止，人醒。继上方 10 剂，日 1 剂。病愈出院。遂带**归脾汤**料 7 剂，药用：生黄芪 20g，当归 10g，木香 5g，远志 5g，炒枣仁 10g，龙眼肉 10g，党参 12g，炒白术 10g，茯神 15g，炙甘草 8g，麦冬 10g，黑芥穗 5g，五味子 6g。水煎服，隔日 1 剂。半年后回访，身体健康，月经正常。

第三节 少妇血崩

1995 年 7 月，庆丰农场场部幼教中心教师郭某某，女，26 岁，来诊自诉："怀孕已仨月，上星期日上午，突然阴道出血，遂住院治疗，发现已流产，但流血不止，特来中医科求治。"脉浮虚芤，气息虚弱，四肢软绵无力，问知周六夜行房引起。证属素体气虚，怀孕后益虚，房中贪欢久战，泄精太甚，气不能摄血，而致胎堕血崩。给其**固气汤** 10 剂，药用：党参 30g，土炒白术 15g，九蒸大熟地 15g，酒洗当归 9g，白茯苓 6g，甘草 3g，杜仲炭 9g，蒸萸肉 6g，远志 3g，五味子 10 粒。水煎服，日 1 剂。服药三天血止出院，继将余药用完，病愈。1 月后随访，身体健康，一切正常。

第四节　交感出血

2000 年 3 月，庆丰农场一连职工胥某某，女，32 岁。来诊自诉："已有半年多了，只要和丈夫在一起，阴道就流血不止，能拖延数日，在西医妇科做过妇检也没查出原因，拿几天止血药，当时管用，隔一段时间仍是复发。"细诊之，脉虚而涩，舌微紫苔薄，经问得知，半年前有撞红现象，知其当时精冲血管，欲出之血被精冲击反退而缩入，不能受精化胎，集精而化血，交感之际淫气触动，旧日之精欲出而血随之而致是症。给其**引精止血汤** 7 剂，药用：党参 15g，土炒白术 30g，茯苓 9g，九蒸熟地 30g，蒸萸肉 15g，黑姜 3g，黄柏 1.5 克，黑芥穗 9g，酒炒车前子（包煎）9g。水煎服，日 1 剂。针：补三阴交（双）、合谷（双），泻内关（双）。并嘱其忌房事仨月，使血管破损处不至重伤，否则只是暂时治愈，难以巩固疗效。半年后随访，再无复发。

第五节　郁结血崩

在黑龙江省庆丰农场住时，东邻郑某某，女，26 岁，因婆媳不睦经常吵闹，丈夫亦不分是非，总是将郑某训斥一顿，压下争吵。有时我和老伴也过去劝解，郑某委屈地哭一顿，平息完结。2001 年 3 月到我家求诊，自诉："口干渴，呕吐吞酸。不到经期却流血甚多，西医妇科治过几天，吃药、打针、打吊瓶都没止住。"诊其脉弦涩，舌紫苔薄。知其为肝气郁结，气结血也结，肝结不能藏血而致崩。治应以开郁为主平肝止血，给其**平肝开郁止血汤** 7 剂。药用：柴胡 3g 以开郁，醋炒白芍 30g 以平肝，土炒白术 30g 以利腰脐，荆芥穗炒黑 6g 以通经络，丹皮 9g 清骨髓之热，生地酒炒 9g 清脏腑郁热，当归酒洗 30g 补血，甘草 6g 调和诸药，三七粉 9g 冲服以止血。每日上午针泻三阴交（双）、太冲（双），补血海（双）、气海，泻内关（双）、间使（双）、行间（双）。共服上方 7 剂、针 5 次而愈。

第六节　跌闪血崩

1996 年 7 月，庆丰农场基建队职工邹某某，女，32 岁，因在工作中不慎从脚手架上跌下，两天后阴道流血不止，西医用止血药可暂停一时，再出血更多，转中医科治疗。其腹胀拒按，面黄形枯。证属瘀后再用止血之剂，则瘀更甚，旧血不得排新血不得生，而致久治不愈。给其逐瘀生新之剂，药用：酒炒生地30g，大黄9g，赤芍9g，丹皮3g，归尾15g，炒枳壳15g，醋炙龟板9g，桃仁（炒研）10粒。水煎服，日1剂。3天后血止，停止治疗，观察两天，逐渐康复，一周后出院。半年后随访，康复后无复发，月经正常，生活愉快。

第七节　血室太热血崩

××村农妇蔡某某，28岁，来诊自诉："平时口苦咽干，尿频黄，前两天丈夫回来住了几天，开始血崩如注。"诊之，舌红苔黄燥，脉细而数，犹似芤象。是证为宫室太热，热则血沸，平时肝能藏血，脾能统血，血沸能以抑制，性交之时，则子宫打开，君火相火齐动以火招热，同气相求，翕然齐动，以鼓其精房，血海泛滥，有不可止遏之势，肝欲藏而不能，脾欲摄而不得也。给其**清海丸**料1剂，药用九蒸熟地500g，山萸肉（蒸）313g，炒山药313g，丹皮313g，炒五味60g，麦冬313g，土炒白术500g，酒炒白芍500g，龙骨60g，地骨皮313g，干桑叶500g，元参500g，沙参313g，石斛313g。共为极细粉，炼蜜为丸，早晚各服15g，严戒房事。从服药之日起，日趋见轻，遂针药兼顾，5日后，每日针泻血海（双），补合谷（双）、三阴交（双），灸隐白（双）各10壮，药完停针，彻底痊愈。

第八节 漏 证

一、师某某，女，41岁，1966年6月6日来诊，自诉："月经先后不定期，行经不断，约一年后，经量多，色紫有块，去年8月份大出血，到医院住院半月，出院后月经频至，量多，西医诊断为'子宫内膜增殖'症，经治疗后月经闭止，俩月后又是阴道出血淋漓不断。曾用黄体酮治疗，毫无疗效，现经色黑紫，量偏多，有血块。性情烦躁，易怒，伴胸胁胀满，不愿吃饭，腹胀，腰酸痛，大便干，三天一次，末后一次月经是4月22日，至今又闭54天。"诊其脉弦而滑，舌质淡红，苔黄。根据自述，诊断证属脾肾不足，血热肝旺，治应健脾补肾，凉血疏肝。给其：山药25g，石莲肉15g，菟丝子、川断、生地、熟地、黄芩、丹皮各15g，白芍20g，益母草10g，黑芥穗、柴胡各8g。水煎服，日1剂。每日针补合谷（双）、三阴交（双）、足三里（双），泻血海（双）、行间（双）、丘墟（双）。于6月26日复诊，自诉："服上方3剂后月经来潮，行经4天，色红，量中等。胸胁胀痛未减。"上方加川楝子15g，继服7剂。8月1日复诊，服药后按月行经两次，血量减少。继服上方5剂，针12次，诸症消失。月经按时来，经色、质、量正常。半年后随访，月经正常，身体健康。

二、怒伤肝成郁 周某某，女，46岁，6月28日来诊自诉："月经量多，行经已半年。以前月经正常，半年前和邻居打了一架，气昏过去，醒后虽无甚不适，但此后诱发月经先后无定期，量多，行经日久，淋漓不断。末次来潮 5 月 26 日，量特多，色鲜红无块。伴心慌，气短，身倦无力，腰酸腿软，出虚汗，睡眠不稳，食纳不佳，二便正常。"细诊之，脉弦缓，舌淡苔白。综合分析，是证为脾肾不足，冲任不固。治应健脾补肾，益气固冲，给其**加减归脾汤** 10 剂，药用：黄芪 40g，党参、土炒白术、川断、乌贼骨、棕榈炭各 20g，炙甘草、远志、龙眼肉、炒枣仁、地榆炭各 15g，煅牡蛎 50g，阿胶（烊化）25g。水煎前 12 味，烊化阿胶，冲服三七粉 3g，日 1 剂。每日针补神门（双）、三阴交（双）、复溜（双）以补脾肾，泻行间（双）、血海（双）清热疏肝之郁。药完停针，病见大轻，唯感气短，睡眠差，舌质淡、脉沉弱，给其健脾补肾养心安神之味 5 剂，药用：黄芪 50g，党参 25g，土炒白术 15g，山药、川芎各 20g，熟地、菟丝子、远志（去心）、炒枣仁、龙眼肉、五味子各 15g，首乌藤 50g。水煎服，日 1 剂。一星期后复诊，症状全消，停止治疗。半年后随访，月经正常，身体健康。

三、杨某某，女，28 岁。8 月 23 日来诊，自诉："阴道出血已 50 余天。以往月经正常，按月行经。末次月经 6 月 2 日，行经 7 天，量偏少。于 7 月 1 日来经淋漓不止，西医诊断为'增殖期子宫内膜'进行刮宫，术后仍是出血不止，已 50 多天，经治不愈，尿作妊娠试验阴性（-）。"细诊之，舌质暗淡，苔白，脉细缓，据症状分析为血虚而瘀、冲任失调。治应养血祛瘀、活血调经，给其**加减桃红四物汤** 10 剂，药用：当归 15g，川芎 7g，炒桃仁（去皮尖，捣泥）5g，红花 5g，益母草、泽兰、丹参、赤芍、黑芥穗各 10g，炒蒲黄 10g（包煎），柴胡 5g，没药 8g。水煎服，日 1 剂。每日针

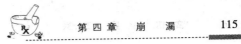

补合谷（双）、三阴交（双）、足三里（双），泻血海（双）。药完，停针，症状全消，半年后领亲友来诊告诉，服完药月经正常，期、质、色、量适中。

四、宋某某，女，28岁，来诊自诉："近二年来月经先后无定期而且量多，行经时间长，经色鲜红、有块。晚上多梦，睡不稳，心情烦躁，胸闷，手足心热。"诊其脉弦数沉细，舌红苔黄。综合分析，是证属肝阴虚，血分蕴热而致，给其**加减清经散**料10剂，药用：丹皮9g，地骨皮15g，白芍（酒炒）9g，青蒿6g，黄芩5g，旱莲草12g，阿胶（烊化）10g，椿根白皮15g，煅牡蛎（先煎）20g，侧柏炭10g。水煎服，日1剂。每日针泻血海（双），补三阴交（双）、复溜（双）、照海（双）、曲泉（双）。药完，停针，症状消失，彻底痊愈。半年后随访，月经正常，身体健康。

第五章　情　志

第一节　嬉笑无常

1963年8月，金沙农场职工赵某某领其妻子周某某，28岁，来诊，赵代诉："小周原有高血压病，产后数天，突然右半身不遂，嬉笑无常，每天大笑数次，有时十几次，一次能笑半小时，产科医生对她束手无策，故求中医治疗。"诊其脉数，面赤、舌红。证属心经热扰神明，治宜清心安神。遂让其坐稳，丈夫扶住，针泻通里（双）、神门（双），行针10分钟，嬉笑停止。**给黄连鸡子黄汤**5剂。药用：黄连、黄芩、白芍各6g，水煎去渣，烊化阿胶6g。搅匀冷后放入鸡蛋黄2枚，搅匀，温服，日1剂。药完停针，痊愈，再无复发。

第二节　悲伤欲哭

1982年8月12日，在下曲镇接诊一名农妇王某某，42岁，自诉："6月上房晒粮，扫房顶退步时不小心闪跌下来，送医院检查，哪儿也没摔伤，真是万幸。可从此，时不时悲伤想哭，心中烦乱，哈欠频作，精神抑郁，睡觉能惊醒数次。"详诊之，见其全身浮肿，面色萎黄，舌淡苔白，脉沉而缓，曾多次用西药治疗无效。依其脉证，属惊恐伤肾，肾水不能上济于心，心肾不交，水亏火旺，神不守舍，则多梦少寐，易惊心悸，火旺烁金，故时欲哭。治应交通心肾，给其**养心汤** 10 剂，药用：炙黄芪 20g，茯神 15g，茯苓 10g，半夏曲 10g，当归 10g，川芎 8g，炒远志、炒枣仁、肉桂、栀子仁、五味子、党参各 6g，炙甘草 5g，生姜 3 片，大枣 2枚。水煎服，日 1 剂。每日上午针泻神门（双），补复溜（双），灸补肝俞（双）。药完，停针，症状大轻。效不更方，继用上方连服半月，彻底痊愈。

第三节　梦　交

一、张某某，女，24 岁，××大学二年级学生，来诊自诉："近半年来四肢酸软无力，胸闷气短，不愿吃饭，夜梦不安，梦中常有男生和其交媾，泄精特多，泄后即醒，裤头湿一大片。闹得我精神恍惚，有时白天上课时也有这种现象。咱可不信什么鬼邪缠身之类的荒唐事，可就是神魂不定，相信老中医定有妙法。"细诊其脉左弱右盛，若两人之脉。舌红，苔黄，舌尖红，芒刺一层，观其面带恐惧，神色不定。证属心血虚，神不守舍，给其**妙香散**料加**莲子清心饮** 10 剂，药用：茯苓 9g，茯神 10g，党参 10g，莲肉 4g，麦冬 4g，黄芪 10g，远志 5g，甘草 5g，黄芩 5g，地骨皮 5g，桔梗 5g，木香 5g，山药 10g，麝香 1g，辰砂 1g。共为细粉，每日用当归 10g，熟地 12g，煎汤送服药粉 20g。每日针泻通里

（双）、内庭（双），补心俞（双）、三阴交（双），泻行间以除心烦、宁心神。药完停针灸，加上精神调养，思想疏导，半月后症状消失。

二、心脾两虚　一机关干部，女，29岁，因忧思劳倦伤心脾，心神失养，平时头昏心悸、健忘、神色恍惚。夜梦多，梦与男人交配泄精甚多。与丈夫接触时，阴道干涩辣痛。有时大白天独自在办公室时，有与男交配之感，遂即泄精。泄后心慌害怕，赶紧找同事聊会儿天，神情才能安定下来。此病已有半年，羞于开口，也没治病。现在心慌意乱，严重影响正常生活，不得不来求医。详诊之，脉细软无力，舌红苔少，舌尖生鲜红芒刺，面容憔悴，萎黄隐青。全面分析是证为心脾两虚，治应大补心脾气血，给其**加味归脾汤**10剂，药用：土炒白术20g，茯神30g，黄芪20g，龙眼肉20g，炒枣仁20g，党参、当归各15g，远志（去心）、炙甘草各10g，木香5g。水煎去渣，冲服琥珀粉3g，水飞朱砂2g，日1剂。每日针补神门（双）、三阴交（双）、心俞（双）以补血宁心，临睡前请丈夫点刺会阴穴三针。药完停针，复诊时夫妻二人都很高兴，从开始治疗的第5天症状消失，药完停针后，即能过正常的性生活。为巩固疗效，给其人参归脾丸5盒，嘱其按说明服用，半年后随访，未曾复发，患者颜面红润，精神愉快。

三、肾阴虚　王某某，女，35岁，来诊自诉："头晕目眩，口舌燥渴，爱发脾气，神疲纳差，心慌乱，健忘。每夜做梦与男人交配遗精甚多，梦到的多是熟人，羞于启口，懒于治疗。可现在越发严重，大白天打个盹也发病。"细诊之，面灰黑萎黄，舌干燥红，舌尖红有芒刺，脉细数软弱无力。

证属肾阴过虚，水不济火，心不藏神。治应壮水制火，清心宁神，给其**知柏地黄丸**料合**交泰丸**料 10 剂，药用：知母、黄柏各 6g，生地、茯苓、山萸肉、丹皮各 8g，泽泻、生山药各 10g，肉桂、黄连各 3g。水煎服，日 1 剂。服药期间忌食醋类、猪肉、白萝卜等物。每日针补照海（双）、复溜（双）以滋肾水，制火清心安神，泻神门（双）、通里（双）清火宁心。药完停针，症状见轻，10 天内只有三夜发病，白天再无欲动意念。效不更方，继用上方加朱茯神 10g，连用半月，诸症全消，彻底痊愈。

四、用桂枝白芍龙骨牡蛎汤加味治愈此症多例。

第四节　失合症

一、××中学女教师方某某，28 岁，丈夫因车祸去世一年，性欲正旺不得遂，久思久虑而得病求诊，自诉："心烦意乱，爱耍脾气，咳嗽气喘，月经停已仨月。咱可不是那轻浮浪荡人，但有时见年轻貌美的男人，阴道不由自主流出黏液，已有半年。这病只能给医生说，别人知道会轻看自己，贬低自己的身份。"详细诊之，脉弦而虚，舌红，舌尖有芒刺，苔薄黄。综合分析，证属久思伤脾，易怒肝郁，郁久化火，扰乱神明。治应疏肝理脾，开郁降火，给其**加减逍遥散**料 10 剂，药用：丹皮、栀子各 9g，当归、茯苓各 10g，白术、白芍各 8g，薄荷 6g（后下），生姜 3 片，大枣 3 枚。水煎服，日 1 剂。服药期间忌食醋类、桃、李、雀、蛤、辛辣之物。每日针泻行间（双）、神门（双），补复溜（双）

以滋阴降火清神。药完停针，症状减轻。效不更方，继用上方加茯神15g，丹参20g。连服15剂，月经至，情绪稳，症状彻底消失。半年后领同事来诊，谈到病情，从服完15剂药后情绪稳定，月经依时至，旧病再无复发。

二、××厂职工郝某某，女，25岁，来诊自诉："咱的性格自小就是爱静，内向，不愿和人接触，尤其是男性。去年经人介绍认识了那个没良心的东西，看人品相貌都不错，就实心实意和他交往，时间长了已到谈婚论嫁的程度，他突然变心，和别人结了婚。怪气人的，从那时起就总是心烦，动不动发脾气，最近俩月也不来事了，阴道常流白色黏液，似带非带。"细诊其脉弦而虚，舌红苔黄，面容憔悴，忧苦相貌。证属久思久虑，失意伤情，而致肝郁脾困。治应疏肝理脾开郁，给其**加减逍遥散**料10剂，药用：丹皮、栀子各9g，当归、茯神各10g，土炒白术、酒炒白芍各8g，薄荷6g（后下），生姜3片，大枣3枚。水煎服，日1剂。服药期间忌食醋类、桃、李、雀、蛤、辛辣物。每日针泻神门（双）、行间（双）清心肝之火，补复溜（双）、太溪（双）滋肝肾之阴。药完停针，症状大轻，效不更方，继续连用15天，诸症全消，彻底痊愈。

第六章　妊　娠

第一节　妊娠药物禁忌论

古书《雷公药性赋·卷二》上就记载有 40 余味药，在治疗妊娠疾患时不能使用，其禁忌歌曰："蚖斑水蛭及虻虫，乌头附子配天雄。野葛水银并巴豆，牛膝薏苡与蜈蚣。三棱芫花代赭麝，大戟蝉蜕黄雌雄。牙硝芒硝牡丹桂，槐花皂角牵牛同。半夏南星与通草，瞿麦干姜桃仁通。硇砂干漆蟹爪甲，地胆茅根与蝱虫。"多少年来束缚了部分同道的头脑。

余在临床实践中挣脱了这个枷锁，也许真像乐恩师对我的评说"初生牛犊不怕虎"吧，因我深信《素问·六元正纪大论篇》中所载"有故无殒，亦无殒也"。因为妊娠母体以血为用，五脏六腑之血皆注于冲任以养胎，故全身处于血分不足、气分偏盛的状态。根据临床辨证，据证需大胆使用勿须顾忌。陈修园论堕胎时说："丹溪主于脾虚挟火，以胎系于脾，犹如钟，故以白术补脾为主，火盛则动胎气，以黄芩泻火，于是垂训：白术、黄芩为安胎圣药。然钟系于梁，而力则借于两栋，只有栋屹然不动，而梁才安。人之两肾即两栋，如左尺脉弱，以六味丸主之，如右尺脉弱则用八味丸为主，阿胶、五味子、续断、艾叶据证加之应手取效。胎之安危，在于母气之安，若母气多火，得黄芩、黄连之类则安，得桂、附之味则危。若母气多痰，给黄芩、半夏之味则安，给当归、熟地之类则危。务在调其偏盛，适其寒温。"

第二节　妊娠针灸禁忌论

"合谷"、"三阴交"孕妇禁针，是针灸医生众所周知的，这种说法最早见于《宋书》和《铜人腧穴针灸图经》。还有孕妇5个月以上者，上腹部禁针，5个月以下者下腹部禁针，都是为了防止损胎而流产。余在临床中对辨证清晰、必用腹部穴位时，照用不忌。有的不可深刺或改针为灸，不但毫无弊害，而且疗效也比较理想。另外《灵枢经》"官能篇"说"针所不为，灸之所益"，《针灸对问》也有记载"大抵不可刺者，宜灸之"，可是《类经图翼》却载"中脘、梁门、建里等穴孕妇不可灸"，《外台秘要》中载"孕妇不可灸下脘"。

余在几十年的临床实践中深刻体会到"有故无殒，亦无殒也"的深奥之处。只要辨证清晰，治则准确，手法适症，对胎儿不会产生影响，是无弊害的。如孕妇因寒凉伤胃或脾胃虚寒的胃腑病，施灸温胃散寒，温阳和胃，都对胎儿无损，而且收到良效，证实"有故无殒，亦无殒也"是几千年临床的经验结晶。

孕妇处于血分不足、气分偏盛的状态下，若针补合谷以补气，针泻三阴交以祛瘀行血，则犯"虚而虚之，实而实之"之错，则易于流产堕胎。但是若泻合谷有余之气，补三阴交不足之血，则能安胎。余在临床时对体质素虚、气血不足、运行不畅，胞脉阻滞的妊娠腹痛和跌仆闪挫、气血瘀滞、胎气受阻的胎动不安，针泻间使，先泻后补三阴交以行气活血，都能收到良效。气血虚衰、冲任不固、不能摄血载胎而致的胎动不安和漏胎，针补合谷、三阴交则能安胎止漏。日本矢数道明老师曾给讲过，摄都管周桂《针灸纲要》治孕妇两手麻木针合谷穴治愈，对胎儿毫无损伤的记载。

总之，在几十年的临床中体会到，治疗妊娠诸疾患关键的关键是辨证详准，治则适证。只要细心诊断证候、病机、治则适证，不用顾虑什么药孕妇不可用、什么穴孕妇不能针的论点。对药性作用清楚，穴位性能属性明白，只要认清、用准，都能收到理想的疗效。

第三节 恶 阻

一、胃弱　张某，女，24 岁，来诊自诉："经妇科检查已怀孕仨月，从停经后就觉口淡无味，呕吐清水，胸闷腹胀，不愿吃饭，甭说吃饭闻着饭味也恶心想吐，吃进吐出，头晕目眩，整天发困想躺着。"详诊之，舌淡苔薄白，面黄憔悴，脉滑而弱，右关虚细，时有虚呃。证属脾胃素弱，孕后停经，血海不泻，冲脉气盛上冲，致使胃失和降而致。治应健脾和胃，降逆止呕，给其**加味六君子汤** 10 剂，药用：木香 2g，砂仁 4g，茯苓、白术各 9g，党参 10g，法半夏、藿香各 8g，陈皮、枳壳各 6g，旋覆花 6g，甘草 3g，生姜 3 片。水煎服，日 1 剂。每日上午针补足三里（双）、太冲（双）、内关（双，平补平泻），各留针 20 分钟。当天恶心呕吐减轻，第二天再没有口吐清水，愿意吃饭。遂停止针刺，将药服完，其病痊愈。半年后在本院生一男孩，但仍有食欲欠佳、泛恶呕吐现象，给其大山楂丸和香砂六君丸各两盒，按说明服用。

二、胃热　邓某某，女，26 岁，来诊自诉："现在已怀孕两个来月，因平时吃饭仍有四川老家习惯，离开辣椒不算有菜。平时也有烧心吐酸的毛病，近日来呕吐苦水，心烦，口干渴，愿吃冰点。大便秘结，小便短频且黄，呕吐频频，既吐水也吐饭。"细诊之，颊面潮红，舌红苔黄腻，脉数。证属平素胃热，孕后冲脉气盛，胃气不降而致病。治应清胃热，降逆止吐，给其**苏叶黄连汤** 10 剂，内加滋胃养阴之味，药用：北沙参 10g，石斛 15g，苏叶、黄连各 3g，法半夏、竹茹各 9g，陈皮 6g，生姜 3 片。水煎服，日 1 剂。上午针泻内关（双）、太冲（双）。服药 5 剂，针刺 5 次，口不干，二便顺畅，呕吐轻，继将药服完，彻底痊愈，症状全消。

三、胃寒　幸福三队农妇刘某某，26 岁，来诊自诉："妇科检查已怀孕，才断经四十来天，倦怠怕冷，只想蒙住被子睡大觉，时不时呕吐清水，吐出的水凉飕飕的，愿意喝滚烫的热汤，大便不成形，溏稀。"细诊之，颊面青灰，脉沉迟细，舌淡，苔薄白滑腻。证属脾胃素寒，孕后胞门闭塞，脏气内阻寒饮逆上，致使胃失和降。治应温胃止呕，给其**干姜人参半夏丸**料 10 剂，药用：干姜 6g，党参 9g，姜半夏 7g，甘草 3g。水煎服，日 1 剂。嘱其用麸一大碗，醋拌湿，炒热装袋，热敷腹部，每晚睡前一次。药服完症状全消，停止热敷。

四、肝热　新冈村农妇李某，28 岁，来诊自诉："平时咱的性子急，凡事火爆。现在怀孕一个多月了，频频呕吐苦水，吃饭刚咽下就往外呕，莫非是得了厌食症了，整天头晕眼黑，口干咽燥。"细诊之，面赤红，舌红苔黄，脉滑弦而数。证属素性急躁，孕后血聚养胎，阴血更虚，肝火炽盛，灼伤胃阴。治应降逆，清肝热而止吐，给其**加味温胆汤** 10 剂，药用：黄芩 10g，黄连 3g，法半夏 8g，茯苓 10g，陈皮、枳实、炙甘草各 6g，竹茹 8g，生姜 3g。水煎服，日 1 剂。针泻内关（双）、太冲（双）。药完停针，彻底痊愈。

五、痰滞 虎林市商人曲某，女，28 岁，来诊自诉："自从怀孕后，恶心呕吐痰涎，胸满腹胀，不愿吃饭，总觉有股气往上冲，上去就恶心呕吐唾液多，黏得扯丝。"细诊之，脉弦滑，舌淡苔腻，体胖臃肿。证属平素脾阳不足，运化失常，胖人多湿，聚湿成痰。孕后经血壅闭，再加多食肥腻，冲脉之气上逆，痰饮随逆气上冲而致。治应豁痰降逆，给其**加味小半夏汤** 10 剂，药用：法半夏 6g，茯苓 10g，陈皮、藿香各 6g，生姜 3 片。水煎服，日 1 剂。针泻丰隆（双），灸中脘、神阙，泻阴陵泉（双）。药服完，针 6 次，症状全消。服药 5 剂时，吐出半痰盂黏涎，从此胸觉豁然，气顺腹畅，饭量增加。

六、气阴两亏 吴站村农妇乘车来诊，25 岁，其母代诉："俺妮从小就有个好吐的病根，结婚后好了许多，这个月怀孕了犯了病，并且比从前厉害得多，昨天呕吐不止，吐得带了血。"观患者，形体消瘦，目眶深陷，双目无神，舌质红，苔黄而干，脉细滑无力。证属久吐伤及脾胃，水谷精微难以输入，营养欠佳，肝肾失濡养，肾不潜藏，肝气上逆，气机逆乱，气随阴耗而愈亏。治必益气养阴，和胃止吐，给其**生脉散**和**增液汤** 10 剂，药用：五味子 6g，麦冬 9g，党参 10g，陈皮 6g，竹茹 10g，玄参 8g，天花粉、生地各 8g。水煎服，日 1 剂。每日上午针补阴陵泉（双）、足三里（双）、公孙（双），中脘，药完停针，吐止。

七、孕妇心中愤闷，心烦，吐逆，恶闻饭味，头眩体重，四肢百节痛烦沉重，多卧少起，恶寒汗出，瘦极，面黄肌瘦，脉沉迟。用药：生姜、半夏各 15g，干生地、茯苓各 9g，陈皮、旋覆花、细辛、人参、白芍、川芎、桔梗、甘草各 6g，水煎取汁，分三次温服。日 1 剂，曾治愈 8 例。

第四节　浮　肿

一、脾虚　2000 年 3 月，边防站军官家属陈某，女 30 岁，来诊自诉："怀孕已有六个多月，面目四肢浮肿，胸闷气短，不愿吃饭，口淡无味，大便溏稀，小便短少。"细诊其脉缓滑濡软无力，舌胖嫩苔薄白而腻，舌边有齿痕。证属平素脾胃虚弱，恣食生冷，内伤脾胃，孕后脾益虚，运化失职，水湿不化，溢于肌肤四肢而肿。治宜健脾行水，给其**加味白术散**合**五皮饮** 10 剂，药用：白术、茯苓皮各 10g，生姜皮、陈皮各 6g，大腹皮 8g，砂仁 5g。水煎服，日 1 剂。每日上午针补足三里（双），泻阴陵泉（双），灸补关元，灸肾俞（双），补脾俞（双）。药服 7 剂，小便量多，饮食增加，肿消大半，遂停针继续服药。药服完，肿全消。7 月在本院妇产科生一男婴，母子健康。

二、肾虚　2000 年 8 月，庆丰农场机关干部沈某某，

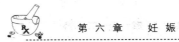

女，26 岁，来诊自诉："自从怀孕四个月开始腰酸无力，手臂、脚腿冰冷，四肢浮肿，按下陷而不起，下肢肿得厉害，心悸气短，西医妇科治疗 20 多天，只是服利尿药，也没见消肿。"细诊之，脉沉细濡，舌淡，苔白润，喘促气粗。证属素体肾虚，命门火衰，孕后阴血聚以养胎，有碍肾阳敷布，不能化气行水，水邪泛溢肌肤而致。治宜温肾化气行水，给其加减**真武汤** 10 剂，药用：去附子加桂枝 5g 以通阳化气，白芍 8g，茯苓 10g，白术 10g，生姜 3 片。水煎服，日 1 剂。服药期间忌食生葱、醋类、桃、李、雀、蛤。每日上午针补三阴交（双）、关元、肾俞（双）、复溜（双）、太溪（双）以化气行水，补灸命门，泻中极（浅横刺从上往下刺）。药完停针，肿消大半，心悸气短现象再无出现，直至生产未发生肿胀症状。

三、气滞 2003 年 10 月庆丰农场十五连职工徐某某，女，25 岁，来诊自诉："结婚后婆媳关系一直不好，她是机关干部，看不起咱这工人，可她儿子偏要和我结婚，现在怀孕 3 个多月了，把我气病了，咋给她家生儿子。先是从脚背上肿，渐及两腿，听人说肿到心就治不好了，现在着急了，催着我来看医生。"详细诊之，两腿肿胀，皮色不变，随按随起，问知头晕胀痛，胸闷气短，不愿吃饭，脉弦滑，舌苔薄腻。证属情志忧郁，气机不畅，孕后数月胎儿渐大，引起气机更加郁滞，从而导致水液运行障碍，遂致肿胀。治疗要从理气行滞、健脾利水着手，给其**天仙藤散**合**四苓散**料 10 剂，药用：天仙藤 15g，香附 10g，紫苏 15g，陈皮 6g，乌药、生姜各 10g，木瓜 12g，甘草 3g。水煎服，日 1 剂。隔日上午针泻膻中（平刺往下）、合谷（双）（大胆使用，只泻不补，对胎儿无碍，**有故无殒**）。并嘱其丈夫多给体贴，安慰爱抚，劝母亲为她孙子着想。药完肿消，各种症状消失。生一男婴，全家皆大欢喜。

第五节　少腹痛

1963 年 5 月，黑龙江省密山市金沙农场职工张某某，女，25 岁，来诊自诉："妇科检查我已怀孕两个月，实际断经也就俩月，小腹痛，胎动不安，感觉下坠严重，吃饭不香，到时候不饿，大便溏稀，在西医妇科，打针吃药也没见好。"细诊之，面萎黄，唇干，脉缓细，尺沉，舌淡苔白腻，右关左尺细微若丝。证属平素色欲过度和饮食伤脾，肾亏，致使带脉急而致病。治应脾肾双补，先后二天同补，固胞胎之气与血，给其**安奠二天汤** 5 剂，药用：人参（去芦）30g，熟地（九蒸）30g，白术（土炒）30g，炒山药 15g，炙甘草 3g，山萸肉（蒸）15g，杜仲炭（炒，断丝）9g，枸杞子 6g，扁豆（炒，去皮）15g。水煎服，日 1 剂。每日上午针补太溪（双）、阴陵泉（双）、太白（双）、命门、脾俞（双）。药完停针，一切症状全消。

第六节　口干咽痛胎动不安

一、**脾肾阳虚**　1993 年 10 月，黑龙江省虎林市庆丰农场职工傅某某，女，26 岁，来诊自诉："怀孕后经常口干得厉害，端起杯子还不愿喝。"细诊其脉，细数濡，舌红，苔黄燥而薄，唇干裂。证属脾肾两虚，清阳下陷，津液不能上承所致病。治应健脾益肾生津，给其**加味七味白术散**料10剂，药用：党参、白茯苓各9g，白术10g，麦冬、炙甘草、葛根各6g，木香3g，藿香8g。水煎服，日1剂。每日上午针补太溪（双）、阴陵泉（双）、太白（双），点刺金津、玉液。药用5剂，针刺6次，症状全消，遂停针，继续用药10天，彻底痊愈。1994年6月在本院妇产科生一男婴，母子健康。

二、1994年5月，庆丰农场五连职工姜某某，女，26岁，来诊自诉："怀孕已仨月，口干无唾液，喝多少水也不解渴，胎动不安，时不时见点红的，像似经血，腹坠痛，咽干痛如烟呛，大便秘结。"细诊其脉，数沉尺甚，唇干，舌红苔黄。证属肾水亏，无力滋补以致病，治应滋补肺金，金润则能生肾水，稍加清热之品，胎自能安，咽亦不燥。给其**润燥安胎汤**5剂，药用：熟地（九蒸）30g，生地（酒炒）30g，山萸肉（蒸）15g，五味子（炒）3g，麦冬15g，阿胶（蛤粉炒，烊化）6g，黄芩（酒炒）6g，益母草6g。水煎服，日1剂。嘱其在服药期间忌食辛辣。每日上午针补太溪（双）、太渊（双）、气海（往上平刺），以补肺生肾水制火润燥。针4次，服药3剂，症状全消，遂停针。患者坚持把药服完，则嘱其3天后服1剂，5天后再服1剂。半年后在本院产科生一女婴，母女健康。

第七节　吐泻腹痛

一、1994年8月，庆丰农场十二连职工郑某某，女，28岁。来诊自诉："自从怀孕后，口淡无味，呕吐清涎，腹痛厉害，胸脘满闷，不愿吃饭，泻下完谷不化之物，胎动欲坠。"细诊之，舌淡苔薄腻，脉滑紧。证属平素脾虚（问知病前三个月前贪吃凉粽子，从此而得病），孕后贪食生冷，脾阳更虚，寒湿内聚而致。治应培土固胎，给其**援土固胎汤**5剂，药用：党参10g，炒白术10g，炒山药10g，肉桂3g，杜仲炭9g，菟丝子10g，制附子6g（先煎20分钟），砂仁6g，续断8g，山萸肉、枸杞子各10g，炙甘草6g。水煎服，日1剂（为用上方，调剂师司药曾拒绝配剂，因为孕妇用附子、肉桂为禁忌，而后由我写了保证书才给予配剂）。每日上午灸补上脘、中脘各5壮，隔姜灸下脘3壮，隔盐灸神阙5壮，针补足三里（双），泻内庭（双），药完停针，一切症状全消。

二、1996年2月，某边防站开军用车送来军官家属昝某某，女，26岁，到急诊科求治，院长通知我去会诊。听军官代诉："患妇怀孕4个月，昨天晚上联欢晚会刚一结束，就上吐下泻，胎动欲坠，腹痛难忍，急不可缓。"患妇面色如土，声低气馁，呻吟不止，叫疼不停。诸西医主张打止痛针，但打过无效，院长让余诊治。其脉沉紧，舌淡苔薄白，问知所吐泻之物均是完谷不化，患妇口内感觉如噙冰糕，脉沉紧。证属脾胃虚极。然脾胃将绝而未绝之时，只救脾胃恐难遽生，更宜补其母，即心肾之火，给其**援土固胎汤**，药用：人参30g，白术（土炒）60g，炒山药30g，桂心6g，制附子2g（先煮10分钟），川断9g，杜仲炭9g，山萸肉（蒸）30g，枸杞9g，菟丝子（酒炒）9g，砂仁3粒，炙甘草3g。水煎服。处方后各位医生都感到惊诧，偌大年纪的老医生不会不知孕妇忌桂、附吧！有人阻拦不许服用，等我详细解释《素问·六元正纪大论》篇中所说"有故无殒，亦无殒也"的道理后，才同意煎药，院长还安排了及时抢救的人、药设施。服下首剂药没到5分钟，腹疼止，吐泻停，在场人都面面相觑，军官十分高兴，住院调养一周，病无复发而出院。

三、**呕吐验方**：青竹茹、陈皮各9g，茯苓、生姜各12g，半夏15g。水煎服。

第八节 漏 胎

一、瘀 1982年5月，在山西省文水县下曲镇卫生院接诊农妇王某某，26岁，自诉："一年前妇科检查有轻度卵巢囊肿，但没当回事，今年怀孕后，从3个月时起，常有黯黑色少量血淌下，胸腹胀满，小肚子拘急，口干不想喝水。"详诊之，其面紫灰，皮肤粗糙，舌黯红，舌体有紫色瘀斑，苔白，脉沉弦滑。证属瘀阻。因素有癥瘕，孕后不能生心血以养胎元，致使冲任不固，不能摄血以养胎，血流旁门左道而漏。治应祛瘀化癥，止血安胎，给其加味**桂枝茯苓丸**料7剂，药用：桂枝9g，茯苓12g，丹皮、炒桃仁、川断各9g，赤芍、白芍、牡蛎各12g。水煎服，日1剂。每日针泻血海

（双）、三阴交（双）以治血祛瘀，补断红穴以止血安胎。药完停针，症状减轻，效不更方，继用上方 5 剂，胸腹豁、漏血止。

二、虚汗 1995 年 9 月，黑龙江省庆丰农场职工蒲某某，女，25 岁，来诊自诉："从妇检怀孕后，不到几天就漏下不止，血色淡，腰腹冷痛，时吐清涎，形寒身冷。"细诊之，见其形寒身冷，时打冷战，面色苍白，唇色黯淡。诊其脉滑而沉细，舌淡苔白润。治应温经养血安胎，给其**加味当归寄生汤** 7 剂，药用：荆芥炭 9g，川芎 3g，补骨脂 8g，当归 6g，艾叶 10g，桑寄生 8g，党参 10g，白术 8g，熟地 10g，续断 6g。水煎服，日 1 剂。每日针补血海（双）用烧山火手法，起针后温灸 3 壮，灸三阴交（双）、隐白（双）各 10 壮。药完停针，腹疼止，有温热感，漏血减少，其他症状全消。效不更方，休息 3 天后，继给上方 5 剂，隔日 1 剂。每日针断红穴，行针 10 分钟。10 天后一切症状全消，浑身感到温暖。腊月在本院产科生一男婴，母子健康。

第九节 心 烦（子烦）

一、阴虚 1994 年 6 月，庆丰农场十连职工辛某某，女，25 岁，来诊自诉："平时总觉手心、脚心发烧，摸着凉铁、凉石头舒服，自从 3 月妇检怀孕后更加烦热，心中烦闷坐卧不安，到午后 3 点多烦得厉害，口干咽燥，还不愿喝水，大便秘结，在西医妇科治疗半月无效。"诊其脉滑细数，舌红少苔，颧颊鲜红。证属素体阴血不足，孕后血聚养胎，

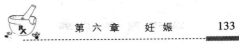

阴血更加不足而生内热，肾阴虚于下，不能上济于心火，或肺阴虚而热乘于心，以致神明不宁而心烦不安。治应养阴清热除烦，给其**人参麦冬汤** 7 剂，药用：党参 10g，麦冬 15g，黄芩、知母、竹茹各 10g，生地 15g，炙甘草 5g。水煎服，日 1 剂。每日上午针补通里（双）、复溜（双）、神门（双）、太溪（双）、三阴交（双）、血海（双），药完停针，症状大轻。效不更方，上方继用 7 剂，彻底痊愈。

二、胃热 2000 年 9 月，庆丰农场十连职工邓某某，女，来诊自诉："咱老家四川的生活习惯不好改，每顿饭没有辣椒不成菜，怀孕后医生和老年妇女都告诫过别吃辣椒，可咱就是不在意。现在两胁痛得难受，烦躁不安，坐卧不宁，夜里睡不好。"细诊之，面颊鲜红，两耳赤，脉弦数滑，舌尖红苔黄厚。证属过食辛辣，热毒上攻于心，则神明受扰而不安宁，热毒积于胞胎则胎动不安。治应清胃热佐以安胎，给其**调中和热散**料 7 剂，药用：大黄 8g，生石膏 10g，槟榔 6g，枳壳 6g，黄芩、黄连、黄柏各 5g，知母、柴胡各 6g。水煎服，日 1 剂。每日上午针泻神门（双）、足三里（双），补三阴交（双）、内庭（双）、泻中脘，点刺四缝出血（针用透天凉手法）。药完停针，症状大轻。两胁不痛，夜寐得安，不再烦躁。效不更方，上药继用 5 剂，隔日 1 剂，一直用完，彻底痊愈。

三、肝郁 2000 年 10 月，庆丰农场十六连职工车某某，女，27 岁，来诊自诉："怀孕 5 个月一直心烦不安，老是长出气，好叹息。口苦咽干，两胁胀痛，时而想发脾气。"细诊之，脉弦滑略数，舌尖、舌边鲜红，苔薄白微黄。综合分析，证属平素肝郁气滞，孕后胎体渐大，影响气机升降，气滞益甚，郁而化热，郁火上逆扰及心神故而致是疾。治应疏肝解郁，清热除烦，给其**丹栀逍遥散**料 7 剂，药用：丹皮 6g，栀仁、柴胡、淡豆豉、薄荷（后下）各 6g，茯神、白术、合欢皮各 10g，甘草 3g，当归、白芍各 8g。水煎服，日 1 剂。每日上午针补通里（双）、复溜（双）、三阴交（双）。并嘱其丈夫多加体贴，劝说家庭成员多给患者以温暖。药完停针，症状全消，继用上方加龙骨、牡蛎、珍珠母各 20g，服 5 剂，彻底痊愈，一年后随访，愈后无复发。

四、痰火　2002 年 8 月，庆丰农场十连职工冯某某，女，25 岁，来诊自诉："自从怀孕后，胸胁胀闷，烦躁不安，头晕目眩，心慌，胆小易惊，恶心，呕吐痰涎，夜里睡不安宁。"细诊之，体肥胖白嫩，说话难以接续，气短促，脉滑濡数，舌红苔黄腻。综合分析，证属痰饮停滞于胸，孕后阴血偏虚，阳气偏盛，阳盛则热，痰热相抟上扰心而致。治应清热涤痰除烦，给其**加味温胆汤** 10 剂，药用：陈皮、茯苓各 6g，法半夏、竹茹各 9g，枳壳、炒栀子各 8g，甘草 3g，生姜 5 片。水煎服，日 1 剂。每日针泻丰隆（双）、内庭（双）、通里（双），补复溜（双）、三阴交（双）。药完停针，症状大减。服至 5 剂药时，半夜心烦严重，恶心欲呕，到卫生间吐出大量痰涎后，心胸感到豁然，从此头脑清爽，胸胁舒畅，将药服完症状全消。

五、孕妇心中愤闷心烦，吐逆，恶闻饭味，头眩体重。四肢百节痛烦沉重，多卧少起，恶寒、汗出、疲极，面黄肌瘦，脉沉迟者，药用：半夏、生姜 15g，干生地、茯苓各 9g，陈皮、旋覆花、人参、白芍、川芎、桔梗、甘草各 6g。水煎，分三次温服，日 1 剂。曾治愈数十例。

第十节 子悬胁痛

一、忧郁 1994 年 10 月，庆丰农场机关干部杨某某，女，28 岁，来诊自诉："我结婚以后没有怀孕，经多个医生调治无效，去年经您调治吃了 13 剂药，觉着小腹经常暖暖的，这不才怀孕仨月，丈夫去旅游出车祸送了命，挺着个大肚子，这日子可咋过啊。"哭诉道："最近两天胸腔闷痛，胎动不安，莫非没爹的儿女也要断送小命。亏我公婆很好，整天劝我保养好身体，今天求人开车送我做胎检，嘱我看医生。"详诊其脉弦而细，舌淡苔薄白，问知痛时一侧偏重，劳累时更剧。证属因忧愁郁闷而伤肝气，给其**解郁汤**两剂，药用：薏苡仁 12g，人参 3g，白术（土炒）15g，白茯苓 9g，当归（酒洗）30g，白芍（酒炒）30g，炒枳壳 2g，砂仁 3 粒，炒栀子 9g，薄荷（后下）6g。水煎服。首剂服后约 3 小时两胁闷痛止，待到第二天服药后胎亦不动。继而用上方减去栀子，煎服，日 1 剂，连服 7 剂后症状全消。于 1995 年"六一"儿童节，抱儿子来谢，患妇公婆虔诚作揖频频，这才忆起此妇乃是在 1993 年 2 月接诊的下腹冰冷不孕的患者。

二、1994 年 12 月，庆丰农场十连职工胥某某，女，28 岁，来诊自诉："怀孕 5 个月来总是头晕目眩，心慌恶心（欲吐），两胸腔壅堵疼痛，口涎不绝，能拉长丝"细诊之，其形体肥胖，肥人多湿，脉滑濡弦，舌淡苔白而腻，时而呃逆。证属痰湿阻滞经络，致使气血闭塞不通，不通则痛。治宜祛痰理气疏肝，给其**柴乌二陈汤** 5 剂，药用：柴胡 6g，乌药 8g，陈皮、茯苓各 10g，半夏曲 10g，神曲 8g，甘草 6g。水煎服，日 1 剂。服药期间忌食醋类、羊肉。每日针泻丰隆（双）、阴陵泉（双），补血海（双）。药完停针，吐出半痰盂黏涎，胸胁痛止，直至生产，病无复发。

第十一节 失 音

一、1998 年 5 月，东风镇一孕妇李某某，28 岁，来诊，连手势比画及丈夫代诉："怀孕已 5 个多月，昨天到山上点种大豆，回家后突然说不出话来。咳嗽，鼻子不透气，头痛胸闷，体温 38℃，还吵身冷。"细诊其脉浮紧，舌红苔白薄。证属风寒侵袭，内遏于肺，肺气失宣，会厌开合不利而失音。治应疏风散寒，宣肺开音，给其**加味三拗汤** 7 剂，药用：麻黄 4g，杏仁 3g，前胡 6g，牛蒡子 8g，蝉蜕、桔梗、荆芥各 6g。水煎服，日 1 剂。每日上午针补太渊（双）、复溜（双）、太溪（双），印堂沿皮下刺至鼻通穴。药完停针，体温正常，咳嗽减少，头不痛，胸不闷，说话沙哑费力。遂针补太渊（双）、肺俞（双）、太溪（双）、气海使肺肾之气充沛，声音恢复正常而痊愈。

二、痰热 1998 年 9 月，庆丰农场商场肉店职工梁某某，女，26 岁，来诊自诉："已怀孕 5 个多月，上周闹了几天感冒，一直没好，咳嗽，吐黄稠痰，现在说话费力，咽喉干痛，口干舌燥。"听其说话声音重浊不扬，脉滑数，舌红苔黄腻。证属外感风寒化热灼液成痰，痰热交阻，壅塞气道，肺失清肃而致病。治应清肺泻热，化痰开音，给其**清咽宁肺汤** 5 剂，药用：黄芩、桑白皮、牛蒡子、栀子各 6g，川贝母 4g，桔梗、蝉衣、知母各 3g，木蝴蝶 3g，甘草 2g。水煎服，日 1 剂。每日针泻尺泽（双）、丰隆（双）（透天凉手法），点刺金津、玉液出血。药完停针，症状大轻，唯说话仍声音重浊，继给上方 3 剂，隔日 1 剂，药完 3 天后一切症状全消。

三、肺燥伤津　庆丰农场机关干部沈某某，女，26 岁，于 1999 年 3 月求诊，自诉："怀孕已 8 个月，声音嘶哑，喉燥口干，咳呛气逆，腰酸膝软，晕眩耳鸣。"脉沉细软弱，舌淡苔薄白，说话音低气馁，面黄肌瘦。证属肾虚，因声音出于肺系，而根于肾，肺金喜润恶燥，孕后肾精既虚，又贪欲寻欢耗伤既虚之肾精，不能上润于肺而致病。给其清肺润燥之**清燥救肺汤** 10 剂，药用：桑叶 9g，生石膏 15g，杏仁 2g，甘草 3g，麦冬 4g，党参 2g，胡麻仁 3g，枇杷叶 6g，阿胶 5g（烊化）。水煎服，日 1 剂。每日针少商（双）点刺出血，泻曲池（双），补太渊（双）、经渠（双）、大都（双）、解溪（双）。药完停针，症状大轻，效不更方，继用上药加桔梗 10g，胖大海 3 枚，水煎服，日 1 剂，连服 10 剂彻底痊愈。

四、肺肾阴虚　1999 年 10 月，庆丰农场八连职工陈某某，女，26 岁，来诊自诉："自从怀孕不久，就感到耳鸣目眩，手心发热，已七八个月了，现在音哑喉燥日久不愈，干咳少痰，潮热盗汗，腰膝酸软。"细诊之，舌红少苔，脉沉细而数，右尤甚，面目痴呆，神疲乏力。证属肺阴亏虚，日久及肾，阴液不能上承，会厌不得滋润而致。

治应滋阴降火，给其**百合固金汤** 7 剂，药用：百合 10g，生地、熟地各 8g，玄参、当归、白芍、川贝、甘草各 3g，麦冬 5g，桔梗 2g。水煎服，日 1 剂。每日针补太渊（双）、复溜（双）。药完停针，症状消失，为巩固疗效，上方加生黄芪 15g，麻黄根 5g，日 1 剂。继服一周后腰不酸，腿有劲，手足心不再热，夜寐无汗。半月后生一女婴，母女健康。

五、肾虚 1978 年，山西省文水村农妇钱某某，女，25 岁，求诊，自诉："自从怀孕后腰酸肢软，喑哑咽干，头晕目眩，耳鸣心烦，五心烦热。"细诊之，两颧鲜红，问知溲黄赤短而频，时有盗汗，下午发烧，神疲乏力，脉滑细沉。证属肾虚甚，虚则补其母，必须滋补肺金，金润则生肾水，给其**润燥安胎汤** 10 剂，药用：熟地（九蒸）30g，酒炒生地 9g，蒸萸肉 15g，麦冬 15g，炒五味子 3g，阿胶（蛤粉炒，烊化）6g，酒炒黄芩 6g，益母草 6g。水煎服，日 1 剂。每日针补复溜（双）、太溪（双）、阴谷（双）以滋补肾阴，润肺生津开音。药完停针，彻底痊愈。

六、1963 年 5 月，黑龙江省密山市金沙农场职工张某某，女，26 岁，来诊，其丈夫代诉："小张已怀孕四个月，身体还算壮实，没啥杂病，最近感到胸闷，便秘，咳嗽吐痰不畅，声音重浊，说不出话来。"诊其脉弦滑（问知前几天和邻居吵架），时而太息。证属气逆不疏，给其**挞气饮** 7 剂，药用：杏仁、石菖蒲、枳实、川贝母各 9g，苏梗 10g，桔梗 3g，甘草 5g，胖大海 5 粒。水煎服，日 1 剂。针泻膻中、天突，金津、玉液刺血。药完停针，彻底痊愈。

第十二节 咳 嗽

一、肺阴不足 1994年8月，庆丰农场十连职工赵某某，女，25岁，来诊自诉："怀孕后咳嗽不止，干咳无痰，口燥咽干，头晕目眩，短气乏力，二便正常。"诊其脉细滑数，舌红苔微黄，颧红，干咳不已。证属素体阴虚，孕后阴血聚以养胎，阴津更亏，虚火上炎，伤津灼肺，肺失濡润而致。治应养阴润肺止咳，给其**加减百合固金汤**7剂，药用：百合、生地、麦冬、怀山药各10g，阿胶（烊化）12g，丹皮、黑芝麻、川贝各8g，五味子、玄参、桔梗、桑叶各6g。水煎服，日1剂。每日针补太溪（双），泻肺俞（双），补鱼际（双）、尺泽（双）。药完停针，症状减轻，继用上方5剂，症状全消。

二、外感风寒 1996年7月，庆丰农场职工刘某某，女，28岁，来诊自诉："怀孕已半年，最近咳嗽，痰稀有沫，发热怕冷，头痛，鼻塞流涕。"细诊其脉浮滑，舌淡苔薄白而润。证属孕后体虚，腠理不固，外感风寒，寒邪伤肺，肺失宣降而致。治应疏风散寒，宣肺止咳，给其**加减杏苏饮**7剂，药用：杏仁、苏叶、前胡各6g，茯苓8g，陈皮、半夏、桔梗、甘草、枳壳、生姜各3g，大枣3枚。水煎服，日1剂。服药期间忌食羊肉、鱼、醋类。每日上午针泻列缺（双）、中府（双）、风门（双），灸大椎以疏风散寒，宣肺止咳。药完停针，症状全消，痊愈。

三、肾虚 1996年8月，庆丰农场十二连职工崔某某，女，26岁，来诊自诉："自从怀孕后胸闷气促，咳嗽不止，痰少黏腻，难以唾出，腰酸，尿频，肚子坠得慌。"细诊之，脉弦滑两尺细软无力，舌淡苔白薄，两颧泛淡红之云，右颊淡白，大便溏稀，一派虚象。治应温肾纳气，给其**加味参蛤散**料10剂，药用：高丽参、蛤蚧各9g（分别制极细粉，参匀后包12小包），每日晨及临睡各服一克半（一包），接连服完。每日上午针补气海、太溪（双）、复溜（双），补灸肾俞（双），泻丰隆（双）。一周后复诊，症状大轻，但仍感腰酸，胸闷腹坠，给其**加味都气丸**料10剂，药用：山药、山萸肉各8g，熟地20g，茯苓10g，丹皮4g，泽泻4g，五味子3g，补骨脂10g。水煎服，日1剂。服完症状全消，直至生产再无复发。

四、痰饮上逆　1998年，庆丰农场十六连职工辛某某，女，26岁，来诊自诉："怀孕数月，久咳不已，痰多色白而稠黏，胸脘憋闷，不愿吃饭，吃多一口就撑闷胀饱。怀孕前也是吃饭不香，不吃也不饿。"细诊之，脉濡滑，舌淡苔白腻。证属脾虚不能化湿聚而成痰，痰饮射肺，致使咳嗽。治应补脾益肺，化痰止咳，给其**加味六君子汤**10剂，药用：陈皮、法半夏、茯苓各9g，党参12g，前胡、山药、土炒白术各10g，紫菀20g，甘草5g，生姜5片，大枣4枚。水煎服，日1剂。每日针泻丰隆（双）、内庭（双）、列缺（双），补太溪（双）、肾俞（双）。药完停针，症状全消，饭量增加，胸脘豁畅，咳嗽停止，直至产后一年未再复发，司药员对用半夏之担心亦解除。

第十三节 乳 泣

1999 年 3 月，××农场职工段某某，女，25 岁，来诊自诉："怀孕快 7 个月了，突然从昨天起自流乳汁，乳房松软，乳汁清稀。平时不愿吃饭，见饭就饱，头晕目眩，恶心想吐，浑身没有四两劲，光想躺着。"细诊之，脉滑细，舌淡苔薄白。证属脾虚失司、胃气上逆，治应健脾和胃、养血益气，给其**二陈汤**合**圣愈汤** 10 剂，药用：党参、茯苓各 9g，当归、黄芪各 10g，生地、熟地各 12g，姜半夏 6g，白芍 6g，陈皮 8g，炙甘草 5g。水煎服，日 1 剂。每日针补大都（双）、隐白（双）、足三里（双）、太白（双）、公孙（双）、气海（平针向直刺）、膻中（平针向上刺或灸），灸脾俞（双）、胃俞（双）灸 5 壮（上穴交替使用）。药完停针，病愈大半，食欲增晕眩减，乳汁自流现象很少出现。给其十全大补丸 10 盒，嘱其按说明加倍服用。直至住院在妇产科生产，未曾复发。

第十四节 淋 症（子淋）

一、中气下陷 1998 年 5 月，庆丰农场一连职工陈某某，女，25 岁，来诊自诉："怀孕已 7 个多月了，偶尔尿道涩痛，尿液白黏如膏脂，浑身乏力，不愿说话，小肚子憋胀。"细诊之，观其面黄神呆，素体气虚，孕后胎儿渐长，压迫膀胱，不能制约尿液。脉徐缓，舌淡苔薄白。治宜益气止淋，给其**益气止淋汤加味** 10 剂，药用：党参、黄芪、白术各 10g，茯苓、麦冬、益智仁各 8g，升麻 6g，甘草 3g。水煎服，日 1 剂。每日上午针补足三里（双）、百会、膻中（沿皮向上刺）。药完停针，三天后彻底痊愈。

二、1998 年 7 月，东风镇商店职员曲某某，女，26 岁，来诊自诉："从怀孕后尿频，每在尿后尿道涩痛，尿液浑浊色白如膏，气短乏力，神疲懒言。"细诊之，脉虚缓而濡，寸微，尺盛，舌淡苔薄白，精神痴呆，证属中气下陷。给其**补中益气汤**合**萆薢分清饮** 10 剂，药用：党参、当归、白术、茯苓、白芍各 6g，乌药、益智仁各 5g，川萆薢、生黄芪各 9g，甘草、石菖蒲、陈皮各 3g，升麻、柴胡各 2g，生姜 3 片。水煎服，日 1 剂。每日针补气海（沿皮向上刺）、膻中（沿皮向上刺）、泻通里（双）、泻中极（沿皮向下刺）。药完停针，症状减轻，尿道不痛，尿液清。效不更方，继用上方 7 剂，彻底痊愈，直至产后半年随访，未曾复发。

三、阴虚　1998 年 7 月，庆丰农场十连职工唐某某，女，25 岁，来诊自诉："自从怀孕 3 个月后，小便淋漓，尿后尿道灼热疼痛，心烦不宁。在西医妇科、内科吃药打针，也挂过吊瓶，就是不见效，已治疗一个多月了。"细诊之，脉细数而滑，舌质红，苔薄黄而干，呼出之气热熏人面。证属素体阴虚，孕后血聚养胎，肾水更加不足，火在脬内，灼伤津液而致。治应清热滋阴，通淋，给其**加味知柏地黄丸料** 10 剂。药用：知母、黄柏、丹皮、山药、麦冬、五味子各 8g，生地、山萸肉、茯苓、车前子（包煎）各 10g，泽泻

9g。水煎服，日 1 剂。每日上午针泻气海、中极（二穴沿皮向下刺），补关元（沿皮向上刺）、太溪（双）、涌泉（双）、泻膀胱俞（双）、小肠俞（双）、补复溜（双）（上穴交替施针）。药完停针，症状消失，为巩固疗效给其知柏地黄丸 5 盒，嘱其到草甸子边采车前草煎水送服，按说明用量。直至到院生产，未再复发。

四、实热　1982 年，山西省文比县云冈村农妇曲某某，25 岁，到卫生院求诊，自诉："怀孕后小便淋痛，口苦嘴干，口舌生疮。"细诊之，见患妇面带苦相，口舌溃烂，苔黄而干，脉弦滑数有力，左寸尤甚。证属素体阳盛，心火偏亢，心热下移小肠，转入膀胱，灼伤津液，或过食辛热之品，热积膀胱而致小便淋漓。治应清热泻火通淋，给其**导赤散**料 10 剂，药用：生地 10g，木通 8g，淡竹叶 8g，甘草 6g，麦冬 10g，玄参 8g。水煎服，日 1 剂。每日上午针泻中极（沿皮向下刺）、通里（双）用透天凉手法。药完停针，症状大轻，复诊时患妇反映仍是干渴严重，遂用上方加天花粉 10g，日 1 剂。服用 10 天，一切症状全消，彻底痊愈。

五、湿热　1982 年 8 月，山西省文水县下曲镇农妇邱某某，26 岁，来诊自诉："怀孕后小便艰涩短少，尿频尿急，常入厕不及而尿裤子，尿道灼热刺痛，尿色黄，四肢无力，抬动吃力，胸闷脘胀，不愿吃饭，大便秘结。"细诊之，观其体态倦怠，神疲懒言，舌红苔黄而腻，脉滑弦数濡。证属湿热下注，蕴结膀胱，灼伤津液而致。治应清热利湿通淋，给其**龙胆泻肝汤** 10 剂，药用：龙胆草、柴胡、栀子、白芍各 6g，茯苓 10g，生地 8g，黄芩、当归、车前子（包煎）各

5g，木通 5g，泽泻 5g，甘草梢 3g。水煎服，日 1 剂。每日针泻阴陵泉（双）、丘墟（双）、太冲（双）、通里（双）用透天凉手法、神门（双）。药完停针，症状全消，彻底痊愈。为善其后，继用上药，黄芩、栀子均改为 10g，5 剂，隔日 1 剂。

六、湿热 1998 年 9 月，庆丰农场职工张某某，女，26 岁求诊，自诉："怀孕后小便频数，尿量少色黄，尿道刺痛，身热口苦，老觉口渴。"细诊之，脉滑数，舌红苔黄，唇、舌有点片状糜烂处。证属心火偏盛，移热于小肠祸及膀胱，给其**子淋散**料 10 剂，药用：麦冬、赤茯苓、淡竹叶各 9g，木通 6g，甘草梢 5g，琥珀粉（冲服）1g。水煎服，日 1 剂。每日针泻通里（双）、神门（双）、阴陵泉（双）、小肠俞（双）、心俞（双），药完停针，症状全消，彻底痊愈。

七、1999 年，庆丰农场十二连职工戴某某，女，26 岁，来诊自诉："怀孕后小便频数，尿道涩痛，大便秘结。吃饭不香，睡觉不稳，折腾得人困疲乏，西医妇科、内科、泌尿科都给药吃过，也打了几天吊瓶，就是不见效。"细诊之，脉滑数，左尤甚，舌红苔干黄，唇干裂。证属上焦热盛移于下焦，给其**地肤大黄汤** 3 剂，药用：制大黄、知母、黄柏、黄芩、赤芍、猪苓、升麻、枳壳（麸炒）各 9g，地肤子 12g，甘草 3g。水煎服，日 1 剂。服完药的 3 天后，大便顺畅，尿道不痛，其他症状全消，这才彻底解除药房司药调剂师等同仁们担心孕妇用大黄、枳壳易流产的疑虑，证实"有故无殒，亦无殒也"是祖先们的成功经验。

八、肾虚 1999 年 3 月，庆丰农场机关干部孙某某，女，26 岁，来诊自诉："怀孕后腰膝酸软，晕眩耳鸣，脐下胀痛。小便频数，淋漓短黄而赤有味，解时痛涩不畅，解后尿道涩痛。"详诊之，面色晦暗，眼眶发青，两颧泛黄，脉沉细，舌淡苔薄白，两尺沉滑无力。证属平素肾虚，系胞无力，胎压膀胱，气化不利，命门火衰，膀胱不得温煦。治应温肾扶阳，给其**金匮肾气丸料加味** 10 剂，药用：熟地（九蒸）16g，炒山药 8g，山萸肉 8g，茯苓 10g，丹皮 5g，泽泻 6g，菟丝子 10g，附子 2g（先煎 15 分钟），肉桂 3g（前 8 味煎好入药焖 3 分钟）。去渣温服，日 1 剂。每日针补肾俞（双）、复溜（双）、关元（沿皮向上刺），隔姜灸中极 5 壮，补太溪（双）。药完停针，症状消失。病告痊愈，为善其后，给其八味丸 3 盒，嘱其按说明用量，大胆服用，不会有殒。

九、淋症验方：地肤草、大黄各 30g，知母、黄芩、猪苓、白芍、炙枳实、升麻、通草、炙甘草各 20g。水煎，分 3 次服。

第十五节　小便不通

一、气虚 1963 年 8 月，黑龙江省密山市金沙农场职工连某某，女，26 岁，愁眉苦脸，进诊室求诊，自诉："怀孕已 5 个多月，从前几天开始，紧着有尿，可尿不出，小肚子胀急疼痛，头中晕眩，西医打了不少利尿的针，也不管用。要给我插管导尿，我怕受罪来求中医。"细诊之，观其一脸苦相，面色苍白，精神倦怠，气短懒言。舌淡苔薄白，脉缓虚滑无力。证属素体中气不足，胎儿渐渐长大，气虚无力举胎，胎重下坠，压迫膀胱，小腹胀痛，尿不得出，是谓"转胞"之症。治必补气、升陷、举胎，给其**益气导溺汤** 10 剂，药用：党参 15g，黄芩 12g，炒白术、通草各 6g，白扁豆、茯苓各 9g，桔梗、乌药各 5g，桂枝、升麻各 3g。水煎服，日 1 剂。服药期间忌食桃、李、雀、蛤、醋类、生葱。每日针补中极、复溜（双），泻膀胱俞（双），补涌泉（双）、足三里（双）、气海（沿皮向上刺），起针后温灸 3 壮，补膻中（沿皮向上刺），泻小肠俞（双）。曾在服药 5 剂后可自解，但仍不畅，服药 7 剂、针刺 8 次能顺畅排尿，药完停针，彻底痊愈。

二、肾虚　1996 年 8 月，庆丰农场十五连职工李某某，女，28 岁，来诊自诉："怀孕已 6 个月，最近小腹胀满，小便频数不畅，继而闭塞不通，坐卧不安，怕冷，四肢冰冷，腰腿酸软。"细诊之，脉沉细，舌淡苔薄白，面色晦暗，问知头晕耳鸣，纳呆便溏，两颧淡黄，唇白干。证属平素肾虚，孕后耗损肾气，使肾更虚，系胞无力，下坠压迫膀胱，或肾阳虚，难以温煦膀胱而致水不得行。治当温肾扶阳，化气行水，给其**加味肾气丸**料 10 剂，药用：巴戟天、山萸肉、菟丝子、茯苓、怀山药各 10g，熟地（九蒸）12g，泽泻 8g，肉桂 3g（后下），附子 3g（先煎 5 分钟）。水煎服，日 1 剂。每日针补肾俞（双），起针后温灸 5 壮，补复溜（双）、关元（沿皮向上刺），隔姜灸中极 5 壮，补气海（沿皮向上刺），补太溪（双）。用带须大葱白 10 根，切丝炒熟趁热装袋熨敷神阙下至关元穴，每日临睡前一次。服药 7 剂，针灸 8 次，葱熨 5 次，小便顺畅，诸症全消痊愈，直至产后无复发。

第十六节　尿失禁

一、肾虚　1957 年 8 月，本县北关妇女求诊，自诉："这次怀孕后得了个见不得人的病，常尿裤子，成天没精打采，犯困，腰酸膝软，不愿吃饭，老感觉下坠。"详诊之，其面晦暗，经问得知有晕眩耳鸣现象，大便溏稀不成形，溲短频赤黄，经常入厕不及，脉滑细而沉，舌淡苔薄白。证属肾气不足，脬失约制，治宜补肾固气安胎。给其**举元煎**合**缩泉丸**料加减，药用：升麻、炙甘草各 3g，党参、金樱子、桑螵蛸各 12g，黄芪、炒白术、桑寄生、川断、杜仲炭、菟丝子、益智仁各 9g。水煎服，日 1 剂。每日针：灸关元，补中极（沿皮向上刺）、三阴交（双），灸肾俞（双）、膀胱俞（双）各 5 壮，补气海、太溪（双）、足三里（双）、次髎（双），以上各穴轮换针灸。上药服用 7 剂，针灸 8 次，症状大轻，尿次数增多，能自己控制，用至 10 剂，针灸 10 次，彻底痊愈，直至生一女婴，未再复发。

二、膀胱蕴热　1982 年，山西省临汾县孕妇求诊，自诉："因结婚二年多没有怀孕，婆婆常常恶语讽刺，'养了个母鸡不生蛋啊'之类的话指桑骂槐。这次怀孕也不知她听谁说我怀的是女儿，又开始骂骂咧咧，'来了个不值钱的，还要生个赔钱的'。成天生闷气，最近又得了个见不得人的病，不知不觉就尿了裤子，有时在人前抬不起头来，心烦闷，夜里睡不着，已有半年了。"细诊其脉，滑细而数，舌红苔薄黄。综合分析，证属情志抑郁日久化热，热扰膀胱，则水液不藏而致自溺。治应清热泻火，给其**丹栀逍遥散**料加味 10 剂，药用：丹皮、栀子、白芍、白薇各 8g，茯苓、白术各 10g，当归 9g，柴胡、薄荷（后下）各 6g，生姜 3 片。水煎服，日 1 剂。每日针：补关元（沿皮向上刺），泻中极（沿皮向下刺）、膀胱俞（双）、三阴交（双），补肾俞（双），泻次髎（双），药完停针灸，彻底痊愈。

三、脾肺虚弱　1994 年 5 月，庆丰农场十五连职工唐某某，女，26 岁，来诊自诉："从怀孕两个月后，经常小便不禁，神疲多困，咳喘无力，不愿吃饭，吃也甚少，不抵平时一半，裤衩一天换数次，还是尿湿裆，曾在妇幼保健站拿过一周的药，吃了也没管用。"观其面呆无神，脉滑沉细无力，舌淡苔薄白。证属脾肺虚弱，土不生金，肾水无源。应补益脾肺，佐以固藏，给其**加味补中益气汤** 10 剂。药用：黄芪 15g，炒白术、党参、当归各 10g，陈皮 6g，柴胡、升麻各 3g，甘草 5g，益智仁、桑螵蛸各 9g。水煎服，日 1 剂。每日针：补足三里（双），灸百会，补膻中（针尖向上）、关元（沿皮平刺向上）。药完停针，诸症全消，直至生产再无复发。

四、肾阳不振　1999 年 9 月，庆丰农场十六连职工常某某，女，28 岁，来诊自诉："怀孕两个多月，小便不禁，头晕腰酸，怕冷神疲，裤裆没干过一会儿，换内裤再勤，也没有干过一小时。"详诊之，舌淡润，苔薄白，脉沉细无力。综合分析，证属肾阳不足，膀胱不固，故致遗尿。治应温补肾阳，锁关止遗，给其**肾气丸合桑螵蛸散**料加减 10 剂，药用：附子 3g（先煎 10 分钟），肉桂 3g（后下），熟地 6g，茯苓、山萸肉、益智仁、桑螵蛸各 8g，龙骨 12g，党参 10g，丹皮、泽泻各 6g。水煎服，日 1 剂。每日针关元（向上平刺）、气海（向上平刺），补太溪（双）、肾俞（双）、膀胱俞（双），药完停针，症状大轻，效不更方，上方继用 10 剂，一切症状消失，彻底痊愈。

五、肝肾阴虚　1996 年 8 月，庆丰农场奶粉厂职工战某某，女，26 岁，来诊自诉："以前我生了两个，刮宫三次，从来没出现过像这次怀孕的病，不知不觉就尿了裤子，头晕目眩，腰膝酸软，不愿吃饭，有时还爱发脾气。"细诊其脉，滑数而虚，舌红苔少，两颧红润，左颊黄而隐黑。综合分析，证属素体阴虚，房劳多产，耗伤肝肾之阴，殃及膀胱，括约肌失灵而致。治应滋补肝肾，给其**六味地黄丸**料 10 剂，药用：生地 24g，山萸肉 12g，山药 12g，茯苓、丹皮、泽泻各 9g。水煎服，每日 1 剂，临睡服。每日针补太溪（双）、中极（沿皮向上）、肝俞（双）、曲泉（双）。药完停针，症状大轻，为善其后，给其六味地黄丸 5 盒，嘱其按说明服用。

第十七节　头　痛

一、外感风邪　1982 年 7 月，山西省天水县下关镇农妇王某某，25 岁，来诊自诉："已怀孕 5 个月，还算身体健康，胎位正常，昨天下午因天气太热，在村边大树下乘凉，突然起了大风骤雨，急往家跑，挺着大肚子没跑及，受点风，开始头疼，浑身发热，身怕冷，口干咽痛，鼻子不透气，流清涕，脖颈、脊背强痛，怕影响肚子里的孩子。"详诊之，舌淡苔薄白，脉滑浮。证属感受风邪而致，给其疏风止痛之**川芎茶调散**料5剂，药用：川芎、荆芥各12g，薄荷20g（后下），甘草、羌活、白芷各6g，防风5g，细辛3g。水煎服，日1剂。每日针泻风府、风池（双）、外关（双）、百会，前顶、太阳（双）、印堂（刺血）。药完停针，彻底痊愈，直至生产未再复发。

二、阳亢　1996年8月，黑龙江省虎林市庆丰农场职工万某某，女，26岁，来诊自诉："自从怀孕开始头痛，开始没在意，现在已三四个月了，越来越重，头胀烘热，烦躁，爱发脾气，耳鸣目眩，大便秘结，小便短黄。"详诊之，脉弦滑细数，舌干红无苔。证属素体阴虚，孕后血聚养胎，血虚，导致阳亢而头痛。治应平肝潜阳，给其**天麻钩藤饮**7剂，药用：天麻、杜仲炭各10g，钩藤15g，生石决明30g，川牛膝、黄芩各9g，桑寄生15g，夜交藤30g，益母草、朱茯神各15g，山栀6g。水煎服，日1剂。每日针泻解溪（双）、阴陵泉（双）、丘墟（双）、太冲（双）、后溪（双）、风池（双）、百会，补复溜（双）（上穴轮换交替）。药完停针，病愈大半，效不更方，3天后继给上方10剂，连续服用。药完彻底痊愈，直至生产未曾复发。

三、血虚　1963年5月，密山市金沙农场职工栗某某，女，25岁，来诊自诉："怀孕3个月后出现头痛，心烦不宁，越来越重，现在已痛半年，每到下午就痛得厉害，小便短白，大便秘结。"详诊之，面色苍白，印堂青黑，唇淡白，舌淡苔薄白，脉滑细软无力。证属平素血虚，怀孕后血聚养胎，益感血虚，血不荣脑而致。治应养血熄风止痛，给其**加味四物汤**10剂，药用：当归10g，熟地15g，白芍8g，川芎6g，蔓荆子 6g，菊花、甘草、阿胶（烊化）各 8g。水煎服，日 1 剂。每日针补三阴交（双）（起针温灸 3 壮）、足三里（双）（起针温灸 5 壮）、血海（双），泻曲池（双），药完停针。3 天后复诊，情绪安定，二便正常，头痛减轻，为善其后，上药继用 10 天，彻底痊愈。

第十八节 感 冒

一、王某某，女，26 岁，从外地坐车赶来求诊，自诉："自从怀孕 3 个多月，整天发热恶寒，头痛身亦痛，出汗，喉痒，咳嗽，鼻塞。"细诊之，其脉浮迟，舌淡润苔薄白，说话闷声闷气。证属孕后体虚，风寒乘虚而入侵，寒邪外来，邪正交争而致病。治应辛温解肌，佐以安胎之药，给其**紫苏饮加减** 10 剂，药用：紫苏 10g，党参、白芍、荆芥各 8g，陈皮、当归各 6g，川芎、甘草各 3g。水煎服，日 1 剂。每日上午针泻列缺（双）、灸肺俞（双）、风门（双）以疏风散寒，泻天突、大椎（灸 3 壮），以解表宣肺。服药 5 剂，针灸 6 次，症状消除。停治 3 天后，再无其他症状发生，满意地坐车回家。

二、医院护士李某某，女，26 岁，休产假在家待产时入院。一天其丈夫前来求诊，代诉："李某某从昨天起发热恶寒，头痛，咳嗽，口渴，自汗，闷得慌，昏愦倦怠。"请求到家给予诊治。见其昏睡似醒未醒，伸出手被窝热气喷出，知其已出汗，脉浮数，舌红苔微黄而薄。知其为素体阴虚，感受风热外邪，治应辛凉解表，给其**加味银翘散** 5 剂，药用：金银花、连翘各 10g，牛蒡子、桑叶、芦根、荆芥各 8g，竹叶，香薷、厚朴、菊花各 6g。水煎服，日 1 剂。每日中午下班后到家针泻列缺（双）、曲池（双）。药完停针，症状大轻，唯仍感口渴，不过多久则要水喝。遂用上方加麦冬 10g，天花粉 10g，五味子 20 粒。水煎服用，日 1 剂。连用 5 剂，不再口渴，直至生产，再无上述症状，顺利产一女婴，母女健康。

三、1993 年 8 月，接诊从山上来一孕妇，丈夫代诉："其妻已怀孕半年，前几天发犟到山上采摘蘑菇，突然天降大雨，淋了个水鸡似的。次日即骨节酸痛，怕冷发烧，我给她量体温 37.5℃。"观其头身重，鼻塞，舌胖嫩，脉濡而沉。知其为上山劳累汗出，突受寒水之邪，以致湿伤于肌腠而致病。给其**黄芩白术汤加味** 7 剂，药用：黄芩 6g，土炒白术 10g，苏叶、薏苡仁各 10g，生姜 3 片。水煎服，日 1 剂。上午针泻阴陵泉（双）、印堂（向下刺至鼻通穴）。药完停针，症状全消。

四、华某某，女，25 岁，来诊自诉："怀孕已半年，最近几天，老是冷一阵、热一阵，嘴苦口干，咽燥，胸胁胀满而痛。"细诊其脉，弦数，舌尖红苔薄白。证属邪中半表半里之小柴胡证，**给其加减小柴胡汤** 7 剂，药用：柴胡、黄芩、苏梗各 6g，党参 10g，生姜 3 片，大枣 3 枚。水煎服，日 1 剂。每日上午针大椎、陶道以通诸阳，使邪由表而解；肝胆的背俞穴、间使属厥阴，与少阳为表里，也能调和少阳以祛邪；商阳、关冲放血，以清三焦之热；补足三里调中建胃以补正气；泻外关（双）、丘墟（双）。7 剂药完，针 8 次，诸症全消。

五、杜某某求诊，说："其妻怀孕半年，今天在家壮热寒战口渴不止，喝水不解渴，汗出不畅。"前往诊之，见其寒战不止，肌肤灼手。脉弦数，舌红苔黄，问知大便秘结，尿色发红。证属素体阳盛，疟邪乘之，正邪交争，阳盛则热。给其**醒脾饮** 5 剂，药用：柴胡、青皮各 6g，白术 8g，茯苓 10g，青蒿 8g，草果、黄芩、厚朴各 5g，炙甘草 6g。水煎服，日 1 剂。服药期间忌食桃、李、雀、蛤、醋类、鲤鱼、豆腐。每日针泻间使（双）、后溪（双），补复溜（双）滋阴以清热，泻商阳（双）、关冲（双）刺血清三焦，泻内庭（双）清胃之实热，灸大椎，泻足三里（双）。药完停针，诸症皆消，告愈。

六、马某某，女，25 岁，来诊自诉："怀孕仨月，最近浑身发冷，冻的打战，头痛恶心，胸胁痞满。"观其面色青白，问知口清淡，冷，不渴，脉弦迟，舌淡苔薄腻润，手足冰凉。治应辛温解表，给其**柴胡桂姜汤加味** 10 剂，药用：柴胡、桂枝、黄芩、青蒿各 6g，牡蛎 10g，天花粉 8g，干姜 4g，甘草 3g。水煎服，日 1 剂。每日针灸泻后溪（双），补太溪（双），灸大椎、陶道，以疏卫散寒。药完停针，诸症全消，告愈。

第十九节 尿 血

一、**肾虚** 1993 年 8 月，农场职工冀某某，女，26 岁，来诊自诉："怀孕后不到俩月尿开始成淡红色，经西医化验，诊断为尿血，开药内服，也打过吊瓶，就是不见效，而且尿色越来越红（含血量多），小便频数，腰膝酸软无力，头晕倦怠，不愿吃饭，大便溏稀不成形。"细诊之，见其精神颓萎不振，面黄肌瘦，舌淡苔薄润，脉沉滑无力，一派肾虚证候。治应补肾固涩以止血，给其**六味地黄丸**料加补肾养血之品 7 剂，药用：生地、茯苓、山药、丹皮、血余炭各 8g，山萸肉、阿胶（烊化）、杜仲炭各10g，泽泻、小蓟炭各 6g。水煎服，日 1 剂。服药期间忌食辛辣食物、醋类、白萝卜。每日针灸关元、气海，泻通里（双）、中极（透天凉）、三阴交（双），补血海（双）。药完停针，3 天后尿色清白。

二、心火　农场职工代某某，女，28 岁，来诊自诉："怀孕后尿血，血色鲜红，尿道辣热，心烦口渴，口舌生疮，西医打过半个月的针，也没见效。"观其面潮红，额头深红，舌生红疮，上下唇糜烂，苔黄，脉细数，左寸尤甚。证属心经火盛，下移小肠膀胱，灼热脉络而致病。给其清热泻火之剂**小蓟饮子** 7 剂，药用：生地、小蓟、当归各 9g，滑石 10g，菖蒲、藕节、竹叶各 6g，甘草 3g，通草5g。水煎服，日 1 剂。每日针泻通里（双）、中极、血海（双）、神门（双）、少府（双）。药完停针，尿变清白，口舌疮愈，不再口干渴。为善其后，给其**温清饮** 10 剂，嘱其隔日 1 剂，接连用完，药用：当归、白芍各 10g，生地12g，川芎 5g，黄连 15g，黄芩 10g，黄柏 12g，栀子 8g，茜草炭 8g，白茅根 8g。水煎服。直至产后，母子健康，再无复发。

三、1950 年曾接诊一农村孕妇，23 岁，自诉："怀孕后尿血，头晕头痛，耳鸣，常听着如潮水声，口苦咽干。烦躁易怒，看啥都不顺眼，和家人常吵架生气。"其脉弦滑细数，舌红苔黄，面赤红，左颊红中透紫绀。证属肝火偏旺，灼伤脉络，肝不藏血，给其**小柴胡汤**加清火之味，药用：柴胡6g，黄芩12g，法半夏5g，党参10g，栀子8g，甘草5g，生姜3片，大枣6枚，小蓟6g。水煎服，日1剂。连服10天。每日上午针泻行间（双），补太溪（双）、复溜（双）、泻丘墟（双）、尺泽（双）、内庭（双）、泻太冲（双）。药完停针，诸症皆除，嘱其注意静心调养，免生闲气，直至产后再无复发。

三、**脾虚下陷**　某村孕妇朱某某，26岁，来诊自诉："怀孕后时常尿血，头晕目眩，气短乏力，自汗多，不愿吃饭，小便频数。"诊其脉滑，缓弱无力，右关尤甚，舌淡苔薄。证属孕妇劳倦伤脾，脾虚不能统血，给其**补中益气汤**7剂，药用：黄芪15g，白术10g，陈皮6g，升麻3g，柴胡8g，当归、党参各10g，甘草5g，生姜3片，大枣3枚。水煎服，日1剂。每日针：双合谷（先泻后补），补足三里（双），灸百会，补曲池（双），阴陵泉（双）。药完停针，病愈大半，遂将上方加炙黄芪20g，小蓟10g，日1剂，连服10日，彻底痊愈。到期顺利产一男婴，母子健康，全家欢庆，其夫只要见面即致谢意。

四、**验方**：用黍杆穰烧炭为粉，酒送服一汤勺，治愈多例。

体虚寒者用桂心、鹿角屑、大黄豆卷各25g为粉，酒送服，治愈5例。

第二十节 吐 血

一、胃热 文水县××村农妇郜某某，25岁，求诊自诉："自从怀孕后没待几个月就胃脘嘈杂，吐血，血色鲜红，挟有食物，胃脘胀闷疼痛，大便色黑如酱，已有数月，曾在太原和几个县医院治疗月余不见好转。"细诊之，其面萎黄，隐显红紫，脉滑濡数，舌红苔黄而腻。证属胃中热邪壅盛，灼伤胃络，胃气上逆。又细问患妇饮食习惯，证实其嗜吃辣椒而致病。治应清热止血，给其**加味清胃散**料7剂，药用：当归6g，生地12g，升麻6g，丹皮6g，黄连10g，生石膏20g。水煎服，日1剂。每日针泻内庭（双），三阴交（双）先补后泻，泻血海（双）。药完停针，病愈大半，只是在每天九点前泛恶呕吐一次（3天都是这样），又给其温清饮5剂，服完彻底痊愈。温清饮用：当归10g，白芍12g，生地15g，川芎6g，竹茹10g，黄连10g，黄柏8g，黄芩8g，栀子8g。水煎服，日1剂。

二、肝火 农场职工姚某某，女，25岁，来诊自诉："怀孕后不久，因和婆婆不睦争吵一次后，即不愿吃饭，吃也少于以往一半，整天忧愁，离娘家这么远，产后谁能伺候月子。闹得心烦意乱，爱耍脾气，嘴苦，两胁闷痛，大便秘结。打呃有血腥味，常吐鲜血，量大吓人。在妇科治疗半月，吃药当天不吐，停药次日仍吐，有时吐血更多。"细诊其脉，滑数浮芤，舌红苔少黄糙。综合分析，细心推敲，证属素有胃热，因怒伤肝，肝火扰动，下克脾土，脾不统血，肝不藏血，引起充血上逆而致病。治应平肝、清热止血双管齐下，给其**加**

味丹栀逍遥散料 7 剂，药用：丹皮、白术、茯苓各 10g，仙鹤草 15g，阿胶（烊化）15g，栀子、当归、白芍各 9g，柴胡 8g，薄荷（后下）、甘草各 6g，黄芩 7g，生黄芪 10g。水煎服，日 1 剂。每日针泻行间（双）、血海（双）、太冲（双）、期门（双）、断红穴。药完停针，症状大轻。停止针刺，继给上方 7 剂，日 1 剂。服至第 5 剂，所有症状全消。继续用完药，彻底痊愈，直到生产再无复发。

三、**脾虚** 1992 年，农场职工耿某某，女，25 岁，来诊自诉："怀孕后不愿吃饭，吃点就感觉腹脘撑得难受，揉揉觉舒服些，喜温热、恶寒凉，口淡涎多。每天吐血，口腔血腥味不除。"详诊之，见其面色㿠白，鼻头青紫，舌淡苔薄白，脉细滑而缓弱。证属思虑过度而伤脾，脾虚无力摄血所致。治应益气摄血，给其**加减归脾汤** 10 剂，药用：党参、茯苓、当归各 10g，生黄芪 20g，土炒白术、炒枣仁、炙甘草各 8g，远志 6g，广木香 3g，阿胶（烊化）15g。水煎服，日 1 剂。服药期间忌食醋类、鱼类、辛辣、桃、李、蛤、雀。每日针补神门（双）、三阴交（双）、足三里（双）、心俞（双）。药完停针，症状减轻。继用上方 5 剂，诸症全消，直至生产再无复发。

第二十一节 风 痉 (子痫)

一、**阴虚肝旺** ××村农妇乘马车来诊，挺着个大肚子，看来是妊娠后期。其丈夫代诉："我妻怀孕已七个多月，常头晕目眩，心烦闷乱，已多次突然晕倒，迷不知人事，四肢抽搐，全身剧烈震颤，两目上视，面色青紫，少时自醒，醒后待带段时间复发。"患妇精神痴呆，面色青紫，下肢微肿，脉滑弦数，舌红少苔。证属孕妇素体肾亏，肾水不足，无力涵木，致使肝风内动，肾水不得济火，则心火上炎，风火相扇而致病。治应滋阴潜阳，熄风定痫，给其**加减羚角钩藤汤**，药用：羚羊角 3g，钩藤（后下）15g，桑叶、菊花、贝母、竹茹各 6g，生地 12g，白芍、茯神、丹参各 9g，玉竹 10g，全虫 3g，石决明 8g。水煎服，日 1 剂。每日针泻心俞（双）、巨阙（以同心气而泻火安神）、太冲（双）、大陵（双）、内关（双）、泻丘墟（双），补复溜（双），泻足三里（双）清心化痰，泻阳陵泉（双）、行间（双）、太冲（双）和肝化郁，补涌泉（双）滋肾水以熄风。治疗 10 天，只在第三天发作一次，并比以往时间短许多，提前苏醒，饭量增加，精神好转，面色红润。遂停针，给其上方 10 剂，嘱其回家照前服用。两个月后进产科生产，其夫专门到中医科告知，回家后按时服药，倒仆现象未再复发。现产一男婴，母子健康。

二、脾虚肝旺　一孕妇和婆婆来诊，老妪代诉："俺儿媳妇怀孕半年多了，多次出现昏倒不省人事，肢体浮肿。"细诊之，问知头重胀，胸闷欲吐，怀孕已 8 个多月，很快就到预产期。诊其脉虚弦而滑，右关虚甚，舌淡苔腻，纳差便溏。因平素脾虚精衰血少，孕后脾气更虚，精微不布，反聚而为湿，痰涎内结。同时脾虚血少，肝失濡养，引起阳亢风动，触及积痰上逆，而蒙蔽清窍。治应健脾熄风，豁痰开窍。给其**钩藤汤** 7 剂，药用：钩藤 30g，当归、茯苓、党参各 30g，桔梗 16g，桑寄生 15g，竹沥 10g，天竺黄 6g，姜汁 5g。水煎服，日 1 剂。每日针泻大陵（双）、内关（双）、足三里

（双）清心化痰，灸水分、关元、神阙。药完停针灸，在治疗期间，只发病一次。效不更方，继用上方 10 剂，再无复发。到期按时生产，母女健康。

三、妊娠临月突然心中愤闷不识人，吐逆眩倒，稍醒复发用：贝母、葛根、丹皮（去心）、木防己、防风、当归、川芎、肉桂、茯苓、泽泻、炙甘草各 20g，独活、石膏、人参各 30g。水煎，分三次服，治愈 12 例（贝母催产，如月份少，用升麻代之）。

第二十二节　中　风

一、血虚　1967 年腊月，一邻居跑来报急："南邻孙某某怀孕已久，突然中风不语，快去救人啊！"马上取过针包、带上酒精随她前往。见患者肢体强直，不省人事，中风不能说话，口眼向右歪斜，诊其脉沉缓，左弱右盛。证属平素血虚，怀孕后聚血养胎，血更虚，经络脏腑失养，风邪侵之。万不能以平常人之中风套法治疗，必以补虚安胎为主，佐以养血祛风，先治其急，遂针刺人中、涌泉，使其苏醒，后又针补左侧颊车、迎香、下关、太阳，并针左侧颊车透地仓，泻太冲（双）、丘墟（双），施术后五官端正。给其**防己散** 7 剂，药用：防己 8g，防风、松节、荆芥各 8g，羌活、桂心、炙甘草各 6g，麻黄 4g，桑寄生、薏苡仁各 10g，羚羊角粉 0.5g。（水煎前 10 味药去渣冲服羚羊角粉），日 1 剂，每日继续针刺上穴。药用 5 剂，针刺 7 次，再无复发。

二、痰阻　2001 年 8 月，一患属来求，说其妻怀孕已半年多，突然昏倒，喉中噜噜作响，不省人事，求出诊去治。随其前往，见患者四肢冰冷，口流涎沫，脉沉迟滑。先针刺水沟穴，苏醒后针泻丰隆（双），补足三里（双），起针后艾柱灸各 5 壮。并给其搜风祛痰安胎之剂，**加味防风散 7 剂**，药用：防风 9g，茯苓 10g，秦艽、葛根各 8g，黄芩、当归、杏仁各 6g，麻黄 5g，肉桂、甘草 3g，生姜 3 片，大枣 3 枚。水煎去渣，冲服竹沥 10g，日 1 剂。10 日后前来复诊，一切正常，遂到妇产科检查，胎位正、发育正常。

三、1994 年 8 月，本院急救车拉回一孕妇患者，内科、妇科都不愿接诊，患者丈夫苦求院长救人。遇见此景生恻隐之心，自告奋勇向院长请缨，接下患者。细诊之，中风不语，肢体强直，不省人事，两手握固，牙关紧闭，面白唇紫，痰涎壅盛，四肢欠温，诊其脉沉滑，苔白滑腻。首先刺人中、十宣，灸百会温阳开窍醒志，用**苏合香丸**兑入生姜汁少许内服。待其醒后又给其开窍祛风之剂，**犀角散 7 剂**以保胎为主，药用：犀角屑、黄连各 3g，茵陈 10g，栀子 8g，升麻 6g。水煎服，日 1 剂。服药 7 剂，一周内未再复发，共灸 5 次，取穴为：补足三里（双），泻丰隆（双），补三阴交（双）、神门（双），泻内关（双）、间使（双），灸百会，以上数穴轮替施治，药完停针，高兴出院。

第二十三节 胎水肿满

一、一孕妇已怀孕 7 个多月，肚腹特大，遍身浮肿，喘不得卧，前来求诊。其脉沉滑无力，舌淡胖，苔白腻，喘气急促，神疲乏力，四肢冰冷，小便短少。此为"子满"也，证属素体脾虚，运化失常，水湿不化，停聚胞中，月份大胎儿长则出现腹大异常，遍身浮肿。治应健脾理气行水为治则，给其**白术散料合鲤鱼煎** 7 剂，药用：土炒白术 10g，陈皮 6g，茯苓皮、白芍各 9g，生姜皮、大腹皮各 8g，当归 6g，苏子 7g，1 斤鲤鱼一条。水煎服，日 1 剂。服药期间忌食醋类、桃、李、雀、蛤。每日针：灸补阴陵泉（双）、关元（沿皮向上）、太溪（双），灸肾俞（双）各 5 壮。药完停针，症状大轻。继用上方服药 10 剂，病愈。到期生一男婴，母子健康，满月出院。

二、1952 年，在河北省邢台市有一商人孕妇，怀至 8 个月时，胎已长成，肚腹膨大异常，逼迫子产，坐卧不宁。到师兄门诊求治，当时师兄出诊，诊断辨证后余给一方，药用：白术（土炒）、黄芩、苏叶、枳壳、大腹皮各 15g，砂仁 5g（研），灸甘草 3g，生姜 8g。水煎，空腹温服，日 1 剂。连服 5 剂，彻底痊愈。

第二十四节　遍身酸懒

1953 年，一孕妇到诊室求诊，自诉："自从怀孕后，浑身酸软，四肢无力，老感困乏，不愿吃饭，见饭就饱。"细诊之，见其面黄肌瘦，形容憔悴，脉虚弱而细，舌淡苔薄白，一派虚象。证属平素血气双虚，孕后血聚养胎，母血更虚，肌肉关节失养故而酸软无力。治应补气养血，以养血为主，给其**八珍汤** 10 剂，药用：当归 10g，熟地 15g，白芍

20g，川芎 8g，党参 9g，炒白术 15g，茯神 20g，炙甘草 8g，生姜 3 片，大枣 5 枚。水煎服，日 1 剂。每日上午灸足三里（双）、三阴交（双）、血海（双）、气海、膻中各 5 壮。药完停灸，症状大轻，给其上方 10 剂，共为极细粉，炼蜜为丸，每丸 20g，每在饭前开水送服一丸。药完后精神焕发，饭量大增，到时就饿，不再隔饭。月足产一女婴，母女健康。

第二十五节 吞 酸

一、胃寒 1956 年 7 月，一孕妇求诊，自诉："自从怀孕后，脘胀满不舒，按住或抱个热水袋感到舒服些，呃逆吐酸水，口中凉飕飕，嗳气有味，大便溏稀不成形，不愿吃饭。"细诊其脉，沉迟而细，舌淡苔薄白而腻，说话音低气馁。证属脾胃不和，外寒侵袭所致，治应温养脾胃。给其**加味六君子汤** 10 剂，药用：党参 10g，土炒白术 15g，茯苓 10g，炙甘草 5g，陈皮 8g，法半夏 8g，吴茱萸 3g，生姜 3 片。水煎服，日 1 剂。每日灸：补足三里（双）、中脘、神阙（隔姜）各 10 壮。药完停针，彻底痊愈，饭量大增，消化正常，大便成形，一天一次，直至生产未再复发，产一男婴，母子健康（当时同事们及司药剂师都不同意用半夏）。

二、肝热 1996 年 8 月，××农场职工王某某，女，28 岁，来诊自诉："怀孕三个多月了，俺家那个（指丈夫）对我一点都不关心，可他应该对孩子负责吧，这不，我一直呕吐酸水，心烦口干，口苦干渴，嘴里老觉黏糊糊的，他也不当回事，真气死人了。"细诊之，其脉弦滑而数，舌红苔黄，满面红光，说话脖筋蹦起。证属肝气郁滞，化热犯胃而致。治应泻肝清热，给其**加味左金丸**料 7 剂，药用：黄连 5g，吴茱萸 3g，乌贼骨 10g。水煎服，日 1 剂。并每日针泻行间（双）、太冲（双）、内关（双）、内庭（双）。药完停针，诸症全消，直至生产未再吞酸。

三、1953 年曾治一孕妇吞酸，患妇面黄肌瘦，形容憔悴，脉虚细，舌淡苔薄白，小便短少清白，大便溏稀，时时吞酸不止，口中淡凉，纳差。给其**六君子汤加味** 10 剂，药用：人参、土炒白术、半夏、陈皮、茯苓、炙甘草、麸炒枳实、焦神曲、砂仁（研碎）各 10g。水煎，加生姜 3 片，饭后服，日 1 剂。连服 10 日痊愈。

吞酸验方：人参、半夏、陈皮、白术、茯苓、炙甘草、炒枳实、炒神曲、砂仁（研）各 5g，生姜 10g 切片，水煎服，治愈 15 例。

第二十六节　口水不止

接诊孕妇 26 岁，自诉："自怀孕三四个月以后，口水流出不止，自觉脘腹胀满，不愿吃饭，大便溏稀。"细诊其脉，虚滑缓无力，舌淡苔白。证属脾胃亏损，脾虚不能运化水湿，水湿上泛而自口中出。治应健脾和胃，益气渗湿。给其**加减参苓白术散**料 10 剂，药用：党参、白术（土炒）、茯苓各 10g，莲子肉、山药（炒焦）各 10g，炒白扁豆 8g，薏苡仁、桔梗、炙甘草各 6g，砂仁 5g，陈皮 5g。水煎服，日 1

剂。每日针阴陵泉（双）、足三里（双）先少泻后多补，补太白（双）健脾益气以渗湿，泻丰隆（双），针泻后温灸5壮，以渗湿降浊。药完停针，症状消除，上药方继续服10剂后彻底痊愈。

第二十七节　耳鸣耳聋

一、肾虚　一孕妇求治，自诉："从怀孕后耳朵老听有蝉鸣声，直至现在仨月有余，不但耳鸣而且耳背的厉害。头晕目眩，腰腿酸软，大便溏稀。"诊其脉虚细而滑数，舌红少苔，颧红额暗，左颊泛红云。是证属肾精亏虚，不能濡养上窍则耳鸣，日久不愈，肾精愈亏则耳聋。治应滋阴补肾，给其**加味六味地黄丸**料10剂，药用：炒山药、茯苓、生地各10g，山萸肉12g，泽泻、丹皮各8g，石菖蒲6g。水煎服，日1剂。每日针补复溜（双）、太溪（双）、肾俞（双）、三阴交（双）灸5壮补益精血，泻太冲（双）。药完停针，症状减轻，效不更方，继用上方治疗半月，症状消失，耳聪目明，直至生产母子健康。

二、肝胆实火　××农场一孕妇求诊，自诉："自怀孕后情志抑郁，上午耳鸣得厉害，下午稍轻些，头晕目眩，有时头痛，咽干口渴不愿喝水。这病是婆婆气的，三天两头因家务事爆吵一通。"细诊其脉滑弦数，舌红苔黄。证属怒伤肝，情志抑郁，肝气失疏，气郁化火，火逆上壅，阻塞清窍而致此。治应泻肝胆之实火，给其**加味小柴胡汤**10剂，药用：柴胡、栀子、龙胆草各8g，党参7g，黄芩6g，黄连、甘草各 3g，大枣 3 枚。水煎服，日 1 剂。每日针泻行间（双）、太冲（双）、丘墟（双）。药完停针，症状大轻，继用上方药针同施，治疗 20 余日痊愈。

三、肝胆虚火　××连职工郄某某，女，25 岁怀孕来诊自诉："怀孕以来每天下午耳鸣发作，已有数月，现在不但耳鸣，啥都听不清、听不见了，心烦不宁，夜寐不安。"诊其脉，滑细而数，舌红无苔，证属中气不足，相火上炎，清阳不升而致耳鸣发作。治应养血抑肝，给其**加味四物汤** 7 剂，药用：当归 9g，川芎 7g，熟地 10g，白芍、茯苓、白术各 8g，山萸肉、钩藤各 9g，菊花 6g。水煎服，日 1 剂。每日针泻行间（双），补三阴交（双），针后温灸，补神门（双），泻阴陵泉（双）、太冲（双）、丘墟（双）。药完停针，症状减轻。效不更方，继续用上方 10 剂，诸症全消。

第二十八节　胸胁胀满

一、胎寒　1957 年 8 月，一孕妇，25 岁，前来求诊，自诉："胸胁胀满，小腹冷痛，平时暖和天也是怕冷，手脚四肢没温过，总是冷冰冰的。"诊其脉沉紧滑，舌淡苔白薄润。证属素体阳虚生内寒，起居不慎，触动寒气，胎气上逼所致。治应通阳散寒，给其**当归汤** 10 剂，药用：当归 6g，阿胶 10g（烊化），甘草 5g，党参 10g，带根须葱白 3 根。水煎服，日 1 剂。每日针灸：补三阴交（双）每穴 10 壮，补中脘 10 壮、内关（双）、补泻期门（双）。药完停针，四肢发温，小腹不痛，继用上方 10 剂，每晚用醋拌麸炒干装袋，热敷胸腹，隔姜灸神阙10壮，彻底痊愈。

二、胎热　某农场孕妇求诊，自诉："怀孕后胸膈胀满，心烦郁闷，口苦咽干，大便秘结，尿短频色黄。"诊其脉弦滑数，舌红苔黄，面红如醉，说话声音洪亮，健谈。证属平素阳盛，过食辛辣（问生活习惯得知四川人喜吃辣椒）之品，热伤胎元以致胎热上逆，两胁受迫。治应养阴清热佐以行气保胎，给其**阿胶养血汤**10剂，药用：阿胶（烊化）12g，生地、麦冬（去心）、女贞子、旱莲草各8g，**泡参**、紫苏、黄芩各6g，枳壳4g，桑寄生6g。水煎后9味去渣，趁热化胶一次服，日1剂。每日针泻膻中（沿皮向下刺）、涌泉（双）、内关（双）用透天凉手法。药完停针，彻底痊愈。

三、脾虚　××农场职工耿某某，女，26岁，来诊自诉："自从怀孕后，老觉着胎儿上撞，胸满嗳气，不愿吃饭，觉着撑饱。"细诊之，脉滑细缓，右关尤甚软。舌淡苔薄腻，面带忧郁。证属忧思伤脾，思则气结，以致胎气不和，而致胀满。治应健脾理气，给其**四君子汤**加开胸理气之品，药用：党参、茯苓、白术、炙甘草各10g，苏梗、陈皮、乌药各8g。水煎服，日1剂。每日针补太白（双）、脾俞（双）、足三里（双）、阴陵泉（双）、太渊（双）。汤药连服10剂，针刺11次，自觉症状减轻，遂将上方减枳壳加苏梗7g（共18g），炙甘草5g（共15g），黄芪10g，大枣5枚，土炒白术10g（共20g）。继续服用10剂，诸症全消，彻底痊愈。

四、肝郁　庆丰农场七连职工张某某，女，26岁，怀孕4个月，来诊自诉："从上个月因为评工资和连长吵了一架，即胸闷胁胀，呼吸迫促，心烦易怒，动不动耍脾气，坐卧不安，不想吃饭，睡觉不稳。"细诊之，脉弦滑，舌红苔白微黄。综合辨证为忿怒伤肝，肝气郁而不达，又因孕后胎体渐长，气机升降失常，以致胎气上逆逼迫心胸，形成胸胀闷气促。治应疏肝理气，给其**解郁汤** 10 剂，药用：人参 3g，土炒白术 15g，茯苓 9g，酒洗当归 30g，酒炒白芍 30g，麸炒枳壳 2g，砂仁 3 粒（炒研），炒栀子 9g，薄荷（后下）6g，薏苡仁 12g。水煎服，日 1 剂。每日针泻中脘（向下平刺）、足三里（双）、太冲（双）、间使（双）、膈腧（双）、期门（双）、膻中（向下平刺）。药完停针，症状全消，并嘱其丈夫多给其体贴、安慰和疏导。

第二十九节 脘腹胀满

一、脾胃气虚 ××农场职工魏某某，女，26 岁，怀孕后腹胀，来诊自诉："怀孕已半年，不愿吃饭，吃很少就觉饱满撑肚，平时不吃也觉胀满，放个屁稍舒服点。常觉胀饱，大便溏稀，便后肚子舒服。"细诊之，其面色萎黄，少气懒言，形体消瘦，四肢无力，脉滑缓弱无力，右关尤甚，舌淡苔薄白，口润涎多。问而得之，因父母在老家山东，生活困难，无力接济而忧思，日久伤脾，脾不健运，气结中焦，滞而胀满。治应益气健脾，给其**香砂六君子汤** 10 剂，药用：党参 10g，白术 10g，木香 2g，砂仁 4g，陈皮 6g，茯苓 8g，炙甘草 5g，法半夏 6g，生姜 3 片，大枣 3 枚。水煎服，日 1 剂。每日针补足三里（双）、阴陵泉（双），灸泻足三里（双）、中脘、内关（双）以消胀导滞。药完停针，诸症全消，为善其后，给其香砂六君丸 5 盒，嘱其每次服 10g，1 日 3 次，饭前服。服后痊愈直至生产，母子健康。

二、食滞　1969 年接诊一孕妇，28 岁，自诉："怀孕两个月后，脘腹胀满，厌食嗳气，呕吐酸腐，大便不调。"诊之，脉缓涩，时滑，舌淡苔少。问其饮食情况，其丈夫、婆母喜欢孩子，自怀孕后尽量满足孕妇之吃食。由于前一二年粮食短缺，经常只吃半饱节省粮食，细水长流，现在满足吃用，暴食多饮，致积食停胃，气滞不疏。治应消食导滞，给其**保和丸**料 10 剂，药用：炒神曲 6g，焦山楂 10g，茯苓 10g，半夏 8g，陈皮 6g，连翘、莱菔子（炒）各 8g，生姜 3 片，砂仁 5 粒（研），木香 3g。水煎服，日 1 剂。每日针泻足三里（双）、中脘（沿皮向下刺）、公孙（双）。药完停针，症状大轻，效不更方，上方减半夏、莱菔子，继续服用 10 剂，彻底痊愈，直至生产未再复发。

第三十节　烦　渴

一、胃实热　××农场职工邓某某，女，27 岁，来诊自诉："怀孕四个多月，最近烦渴不已，口臭，常觉饥饿，嘈杂心烦，不思吃饭。"诊其脉滑而数弦，舌红苔黄腻，问知四川老家有没辣椒不成菜的习惯，一直沿用，自从怀孕后，恐伤胎儿，尽量少吃辣椒，但已形成习惯，免不了还吃一些。根据脉、证、症全面分析，是证为热邪犯胃，胃中积有燥热而致烦渴，治应泻热生津止烦渴。给其**竹叶石膏汤** 10 剂，药用：生石膏、生山药各 10g，麦冬 6g，党参 8g，法半夏 6g，生甘草 5g。水煎服，日 1 剂。每日针泻足三里（双）用透天凉手法，泻内庭（双），点刺金津、玉液出血，点刺少商（双）出血。药完停针，诸症全消，病愈。

二、胃虚热　××村农妇求治，自诉："怀孕后口干喜饮，咽喉不适，一会儿也离不了水壶，大便秘结，解时努劲难下。"细诊之，脉虚滑数，舌质红绛，苔薄干黄，唇干裂崩皮。证属平素胃阴亏虚，热郁中焦，热邪伤津而致。治应滋阴清热止渴，给其**竹叶黄芪汤** 10 剂，药用：淡竹叶 5g，生地 6g，当归 8g，白芍 8g，黄芪、党参各 10g，川芎 5g，麦冬、黄芩各 6g，煅石膏 10g，甘草 3g。水煎服，日 1 剂。每日针足三里（双）先泻后补，泻内庭（双）、曲池（双），补复溜（双）。嘱其治疗期间忌食辛辣，药完停针，诸症消失。

三、心热　庆丰农场七连职工来诊自诉："自从怀孕后，心烦口渴，夜里烦躁睡不着，嘴黏苦。"细诊其脉滑细而数，舌尖红甚，苔黄，舌中干裂。症脉合参，证属情志之火内发，而为内热，引起烦渴。治应清心热，除烦止渴，给其**加味四物汤** 10 剂，药用：当归 10g，生地 15g，白芍 8g，川芎 5g，黄芩 8g，白术 15g，木通 3g，陈皮 8g。水煎服，日 1 剂。每日针泻神门（双）、通里（双），补复溜（双），点刺金津、玉液出血。药完停针，诸症悉除。

四、曾治一孕妇口干舌燥，胎动不安，方用：熟地 30g，生地 9g，山萸肉 15g，益母草 6g，五味子 6g，黄芩 3g，麦冬（去心）15g，阿胶 6g（烊化）。水煎前 7 味去渣化胶温服，日 1 剂。5 剂后口不燥，7 剂后胎安。

第三十一节　汗　出

余表姐，平素喜吃油炸食品及辣椒，素体内热，怀孕后内热迫津外出，时时自汗，昼夜如此，内衣没有干过，五心烦热，舌红无苔，脉细滑数、无力。证属阴虚内热，卫不固。治应理脾滋阴，清热，佐以固涩之味，药用：麻黄根5g，炒白术、山萸肉各10g，生石膏、麦冬各8g，远志、黄芩各6g。水煎服，日1剂。忌食辛辣、猪肉、桃、李、雀、蛤，连服5剂。针泻足三里（双）透天凉手法，泻通里（双），补复溜（双）。服药5剂，针刺8天汗止，一直未复发。

第三十二节　腰腹疼、渴、汗、燥、狂

山西省文水县下曲镇一孕妇突发口渴，大汗淋漓。大碗喝冷水，烦躁发狂，邀余前往诊。细诊其脉，洪数，右关尤甚，舌红苔黄燥干裂纹。证属胃火过盛，煎胎水，水涸胎失养而致。给其熄焚安胎汤5剂，药用：酒炒生地30g，青蒿15g，土炒白术15g，茯苓9g，党参9g，知母6g，天花粉6g，玄参60g，甘草9g。水煎服，日1剂。分三次温服。并针：泻足三里（双）、厉兑（双）、内庭（双）、解溪（双）。药用2剂，针3次，症状大减，躁止狂定，药完停针，彻底痊愈。傅师创此方真乃神人也。

第三十三节 怔 忡

一、心血不足 一孕妇求治，自诉："自怀孕后一直惕惕不安，头晕目眩，劳累加重。"诊其脉细滑无力，舌淡苔白面色无华。证属心血不足，血聚以养胎，因久病血虚，思虑过度，损伤心脾，影响气血生化，导致胎儿无血奉养致使此疾。治要补血养心，给其**加减归脾汤** 10 剂，药用：黄芪、党参、白术、茯神、当归各 10g，龙眼肉、炙甘草、熟地、炒枣仁、柏子仁各 8g，木香 3g，远志 6g，大枣 5 枚，生姜 5 片，水煎服，日 1 剂。服药期间忌食醋类、鲤鱼、桃、李、雀、蛤。每日针补神门（双）、心俞（双）、厥阴俞（双）、内关（双）、巨阙、太溪（双）、三阴交（双）。药完停针，症状减轻，效不更方，继用上方 10 剂，彻底痊愈。直至生产，母女健康。

二、阴虚火旺 下曲镇农妇 26 岁，来诊自诉："自怀孕后心中虚烦，老觉胆小怕事，惕惕不安，心烦，夜睡不安，盗汗。"细诊之，其面黄，颧红润，脉滑细数，舌红苔黄，时有惊恐状。治应滋阴清火，给其**天王补心丹**料 10 剂，药用：柏子仁、炒枣仁、天门冬、麦门冬各 8g，生地 12g，当归 10g，人参、玄参、丹参各 6g，桔梗、远志各 5g，五味子、茯神各 7g。水煎服，日 1 剂。每日针补复溜（双），泻神门（双）以养血安神。药完停针，诸症皆轻，效不更方，继用上方 10 剂，彻底痊愈。

三、心阳不振 庆丰农场干部郭某某，女，25 岁。来诊自诉："自从怀孕后特别胆小，有无动静时常害怕，老觉好像有啥大祸来临，浑身打战，四肢冰冷。"见其面色晄白，形寒肢冷，脉细滑无力，舌淡苔薄白。证属脾肾阳虚，水湿不化而成饮，水饮上凌于心，抑遏心阳，而致是疾。治应温阳安神，给其**桂枝甘草龙牡汤**10剂，药用：桂枝6g，甘草5g，龙骨10g，牡蛎10g，茯神10g，远志5g。水煎服，日1剂。每日针补神门（双）、内关（双），灸心俞（双）各3壮，补中脘（沿皮向上刺）、膻中（沿皮向上刺），泻大陵（双）。药完停针，症状减轻，上方继服10剂痊愈。

四、心火亢盛　庆丰农场机关干部陈某某，女，30岁，来诊自诉："怀孕后和领导闹了一次纠纷，没待几天就觉烦躁不安，惕惕怔忡，口干口苦，大便秘结，小便短黄。原以为过几日心情稳了会好，可是已经好几个月了，更加严重，恐怕影响胎儿，特来诊治。"诊之，脉滑数略弦，舌红苔黄。证属素体阳盛，孕后七情所伤，郁而化火，火扰神明而致是病。治应清心泻火安神，给其**安神丸料**10剂，药用：黄连2g，当归6g，甘草3g，麦冬6g，水煎去渣取汁冲服水飞朱砂1g，日1剂。每日针泻神门（双）、内关（双），补太溪（双）、三阴交（双）、复溜（双）。药完停针，症状大轻，嘱其注意精神情绪调养，并给其上方4味：黄连40g，当归120g，甘草60g，麦冬（去心）120g。共为极细粉，朱砂另研，前4味药粉炼蜜为丸，朱砂为衣每丸10g，每晚临睡开水送服一丸。药完后诸症全消，彻底痊愈。

第三十四节　子　鸣

1993 年 8 月，接诊一从未见过的怪病，从哈尔滨以北兴隆镇来一孕妇求诊，自诉："已经哈市几个大医院给治半年，不但没好，反而更为严重，特慕名而来。从怀孕三个月，其腹内常听到有咯哇咯哇小儿哭叫声，平时腰痛难受，气短喘息，气不够用。"细诊之，脉左大于右，尺大于寸，面色灰黯，舌淡苔薄白，是为气之虚极也，当即无从辨清，嘱其暂时住下，明日再诊断取药。整整半天在诊室细心揣测，仔细琢磨，不得其解，直至下班后到自己书房，查到《傅青主女科》曾有"子鸣"的记载，次日上班后，详细问清症状、病情、及几个医院的治疗过程。经过全面分析，得出结论，给其**扶气止啼汤** 3 剂，药用：党参 30g，生黄芪（嫩）30g，麦冬（去心）30g，酒洗当归 15g，橘红 1.5g，甘草 3g，天花粉 3g。水煎服，日 1 剂，令其先煎 1 剂，服后观察疗效，再确定后两剂之用法。第三日前来复诊，患者丈夫特别高兴，告诉服药后再没腰痛，也感到气足了，没有儿啼声出现，这奠定了医患双方信心。连服完两剂药，彻底痊愈，高兴回家。3 个月后来信感谢，告诉生了一个男婴，母子健康。

第三十五节　四肢麻木

庆丰农场职工张某，女，29 岁，来诊自诉："现已怀孕半年多了，开始手脚麻木，总以为是缺乏运动，气血不周流，经过运动、锻炼，还是麻木，并觉开始软弱无力了，特来求治。"细诊之，其脉虚缓滑无力，舌淡苔少，面黄肌瘦，神疲懒言。证属素体心脾虚弱，气血不足，孕后聚血养胎，冲任之血则更虚，血少气虚则不足荣灌四肢，致是疾患。治应补气祛风，养血安胎，给其**血风汤**合八珍汤，药用：秦艽6g，羌活5g，白术8g，熟地6g，茯苓10g，白芍8g，黄芪10g，川芎2g，白芷3g，半夏6g，党参10g，当归8g，炙甘草6g。水煎服，日1剂，连服10剂，服药期间忌食桃、李、雀、蛤、醋类、鲤鱼、羊肉、及其他药物。每日针补足三里（双）、三阴交（双），泻间使（双）、内关（双）。治疗半月后，症状大轻，继用上方半月，症状全消。

第三十六节　下肢痉挛

庆丰农场职工，赵某某，女，26岁，来诊自诉："自从怀孕后，下肢不断出现阵发性拘挛。严重时在夜间被子略透一点凉气，小腿肚子腓肠肌就抽搐得厉害，暖热强伸一会儿才好。发作时间越来越长（达3至4分钟），次数也越发密了。有时突然呈强直性收缩，不能动弹。"细诊之，脉滑沉紧，舌淡苔白，有时脉紧涩。证属孕妇素体气血不足，孕后更显虚象，气血运行不畅而致。治应调营和卫，给其**桂芪归芍汤**10剂，药用：当归6g，黄芪8g，白芍8g，桂枝3g。水煎服，日1剂。每日针灸：灸承山（双）10壮，补三阴交（双）、承筋（双）、太溪（双）。药完停针，治愈后随访二年未曾复发。

第三十七节　积　聚（胎兼癥瘕）

庆丰农场边防值勤连职工常某某，女，25岁，回场来诊自诉："怀孕后检查胎位时，发现有一积块，坚硬固定不移，按之疼痛，妇科不敢用破血化瘀药治疗，束手无策，家人动员我来求中医。"详诊之，其面色晦暗，肌肤不润，自称口干不欲饮水，脉滑沉涩滞，舌紫有斑，内人中有一小疱如豆大。证属素体虚弱，气血不和，经行不畅，伤于风冷，加上夫妇不和情志内伤，痰食停聚，而妨碍气血畅通，以致凝结成块，病成宿疾又加怀孕，则经书上之"胎兼癥瘕"之谓。给其**桂枝茯苓丸**料7剂，药用：桂枝5g，茯苓10g，丹皮5g，赤芍5g，炒桃仁（去皮尖）3g。水煎服，日1剂。当时遭到司药调剂师的阻止，以孕妇不宜用桂、丹、桃仁等药，不予配剂。后经详解释《素问·六元正纪大论篇》的经义，"有故无殒，亦无殒也"的经旨，又写下保证书，才给予配药。每日针泻三阴交（双），胞门温灸，使之温化消块。7剂药服到一半腹内即剧痛，半夜叩门，值班院长和我都有些惊恐，诊过其脉，缓和而滑，我才放下心来，遂针泻患者胞门穴，针还未起患者急要入厕，其丈夫急拿便盆未及，下血于裤裆紫血半盂，并有鸡肝样血块，腹疼顿止。待天明到妇科作胎检，结果胎位正，胎儿无殒，见到胎检结果，深深体会到，祖先的论断"有故无殒"之神灵。患者在妇产科住院调养仨月后生一男婴，母子健康。满月后出院，全家都很高兴，提出到饭店请客答谢，被我婉言推辞。

第三十八节 瘫 痪

一、痰闭气血　庆丰农场职工郗某某，女，26 岁，来诊自诉："怀孕后骨节疼痛，四肢顽麻，膝脚软弱无力，行走艰难已俩月。现在手不能拿物，腿迈不开脚步，不愿吃饭，大便秘结，3～5 天解一次，还很费劲。"诊其脉涩，舌胖淡，苔腻。证属风痰攻注四肢，素体脾虚，化湿无力，聚而成痰饮，孕后体更虚，痰阻气血而致。治应理气化痰，行滞通络，给其**乌药顺气汤**，药用：乌药 8g，麻黄 6g，陈皮、川芎各 6g，枳壳 7g，僵蚕、桔梗各 5g，甘草、白芷各 3g，干姜 4g。水煎服，日 1 剂。每日针泻丰隆（双）、风市（双）、外关（双）、曲池（双），补足三里（双）、中脘，灸神阙。服药 10 剂，针灸 11 次，走道正常，膝关节不疼，但有时还出现麻木现象，上方加涤痰之品，陈皮加至 15g，橘红 8g，炒神曲 15g，继服 10 剂而痊愈。

二、阴血不足　××连职工谭某某，女，27 岁，来诊自诉："怀孕半年出现下肢无力，走道迈步困难，头晕目眩，神疲体倦，不愿吃饭，大便干结。"诊其脉，滑缓弱无力，舌淡苔白，唇白无血色。证属素体气血虚弱，孕后阴血聚以养胎，无血灌溉四肢所致。治应补益气血，给其**八珍汤**，药用：大枣 5 枚，嫩当归 10g，川芎 6g，熟地 9g，白芍、茯苓各 10g，党参 6g，炒白术 9g，甘草 6g，生姜 3 片。水煎服，日 1 剂。每日针补足三里（双）、曲池（双）、三阴交（双），泻合谷（双）。共服药 15 剂，针 13 次，走道迈步觉腿有劲，头脑清醒，饭量增加，停止针灸，上方加黄芪 20g，龙眼肉 9g，当归加至 15g，继续服用 10 剂，症状全消。

第三十九节 喘息

一、外感风寒 ××村孕妇高某某，26 岁，来诊自诉："前几天从亲友家串门回来，开始喘促不已，觉着浑身发冷、打战，测体温达 38℃，一到晚上喘得更厉害，不得睡觉。现已怀孕仨月，会不会影响胎儿。"细诊之，脉浮滑而数，舌淡润，苔薄白。证属外邪风寒犯肺，阻碍气机，肺气不得宣降而上冲所致。治应疏风散寒，安胎平喘，给其加**减紫苏饮** 7 剂，药用：当归 6g，白芍 8g，大腹皮 9g，党参 10g，陈皮 6g，紫菀 10g，川芎 5g，甘草 3g，生姜 3 片，葱白（带须） 3 根。水煎服，日 1 剂。每日针泻大椎、肺俞（双）、中府（双）宣肺解表，理气平喘，起针后各穴温灸 3 壮。药完停针灸，胎安喘止，嘱其注意保养，随气候增减衣服。

二、肺气虚 一农妇来诊自诉："三年前患咳嗽，住院治疗，诊断为肺结核，治疗半月出院。后来不断咳嗽，并不严重，也没在意，今年怀孕后，突然气喘发作，略一动弹喘得更凶。四肢无力，吃饭不香。"细诊之，其脉浮虚而弱，舌淡苔薄白，面色浮黄。证属肺气虚弱，少气不足以息。治应益气敛肺平喘，给其**生脉散**料 10 剂，药用：麦冬（去心） 15g，党参 10g，五味子 6g。水煎服，日 1 剂。每日针补中府（双）、太渊（双）、肺俞（双），灸气海、关元。药完停针，症状减轻，继用上方 10 剂，彻底痊愈。

三、火动气逆　余之东邻张某某，女，28 岁。怀孕已近半年，近日气上逆，喘息不已，伴见发热烦躁，其脉沉数而滑，舌红苔黄。给其**芩香汤**，药用：黄芩 10g，苏梗 10g，香附 6g。水煎服，日 1 剂。针泻太渊（双），点刺少商出血，三日而愈。

第四十节　咳　血

一、阴虚　庆丰农场水利队职工昝某某，女，25 岁，来诊自诉："咳嗽胸痛，夜间睡着出汗，总觉身上烦热，咳嗽频作，咳出鲜血。"其脉细数而滑，舌红苔薄黄而干。证属素体阴虚，虚火上炎灼伤肺络。治应养阴清肺止血，给其**百合固金汤加味** 10 剂，药用：百合 10g，麦冬（去心）6g，玄参 5g，桔梗、川贝、当归、白芍各 3g，藕节 15g，栀子 6g。水煎服，日 1 剂。每日针补三阴交（双），神门（双），泻膈俞（双）、肺俞（双），补复溜（双）滋阴清肺，润燥止血。药完停针，症状大轻，继用上方加紫菀 20g，服用 10 天症状全消。

二、风热　1995 年 10 月，庆丰农场场部机关干部沈某某，女，28 岁，求诊自诉："怀孕已半年，入秋以来咳嗽，痰内带血，咳嗽前后喉咙发痒，口干鼻燥，小便短黄……"诊其脉弦滑而数，舌红苔黄，唇红干裂，证属秋令燥邪上扰，伤及肺络。治应养阴清肺，疏风清热，养阴止血，给其**加味桑杏汤** 7 剂，药用：桑叶、杏仁、焦栀子、黄芩各 6g，沙参、浙贝母、藕节各 8g，梨皮 5g，豆豉、黄连各 3g。水煎服，日

1剂。每日针泻太渊（双）、神门（双），药完停针，痊愈。

三、情志不畅　××村农妇，怀孕来诊自诉："怀孕已半年，因和婆婆、小姑经常吵嘴，丈夫不但不以撑腰，反而不分青红皂白，来压制我，经常生闷气。老是烦躁易怒，胸胁疼痛，咳嗽频作，痰中带血。"细诊详辨，脉弦数，左关尤甚。证属肝气郁结，郁久化火，肝火上犯，灼伤肺络而致。治应平肝清热止血，给其**逍遥散**加清热止血之品，药用：当归、白芍各8g，茯苓、炒白术、桑白皮、藕节、仙鹤草各10g，生姜3片，大枣3枚，薄荷6g（后下）。水煎服，日1剂。泻行间（双）、膈俞（双）、肝俞（双）、肺俞（双）清肝益肺和络止血。药完停针，诸症痊愈。

第四十一节　衄　血

庆丰农场连队职工邓某某，女，25岁，怀孕后前来求诊，自诉："因我有老家的生活习惯喜吃辣椒，偶尔出现鼻孔、牙龈出血，自从怀孕后，经常发病，而且血量较多。"诊其脉，细滑而数，舌红苔黄，唇干裂，问知头晕耳鸣，腰痛乏力，潮热便秘。证属嗜食辛辣，积热不散，上蒸于肺，灼伤肺络，血遂上逆而发衄血。治应养阴清热，止血安胎，给其加味牡丹皮汤7剂，药用：丹皮5g，黄芩8g，白芍8g，白术10g，茜草炭、菟丝子各12g。水煎服，日1剂。服药期间忌食辛辣、桃、李、雀、蛤。每日针泻太渊（双）、中府（双）、内庭（双），补复溜，泻肺俞（双）、行间（双）。服药5天后衄血即止，药完停针，诸症全消。为善其后，给其温清饮5剂，药用：当归10g，白芍12g，生地15g，川芎6g，黄连5g，黄芩5g，黄柏5g，栀子5g，炙甘草3g。水煎服，隔日1剂。

第四十二节　唾　血

×× 农场 × 厂职工梁某某，女，28岁，来诊自诉："怀孕期间，大便秘结，小便赤黄，吐出唾液时带有鲜红血液，经妇科、内科治疗仨月未效。"详细诊之，并查阅以往治疗病例。脉滑而细数，舌红而嫩，苔少色微黄。结合以往病历，详辨其证为素体阴虚火旺，虚血上扰口舌及齿龈之络，致出鲜血混于痰涎之中，与咳血大不相同，以往均按"咳血"去治，药不对证，当然无效。治应养血清热，给其**加减滋阴（清热）降火汤**7剂，药用：白芍12g，当归10g，熟地10g，麦冬（去心）12g，炒白术20g，生地16g，陈皮12g，知母10g，黄柏12g，生姜5g，大枣5枚。水煎服，日1剂。每日针泻血海（双），补三阴交（双）、足三里（双），泻内庭（双）、合谷（双）、神门（双）。药完停针，3天后症状全消，彻底痊愈。

第四十三节　晕眩

一、**痰浊壅盛**　庆丰农场厂部内职工景某某，女，来诊自诉："怀孕三个月后，出现阵发性晕眩，头重，胸闷烦恶，时吐痰涎，口淡，不愿吃饭，时感眼花缭乱，眼前发黑，站立不稳，片刻又恢复正常，一天闹几次不定。"细诊之，脉滑缓，舌淡润苔白腻。据症脉分析，证属素体脾虚，孕后胎儿渐大，影响气机升降，致使气滞痰瘀，痰涎上扰，蒙蔽清窍而晕眩。治当化痰祛湿健脾，给其**加味半夏白术天麻汤** 10剂，药用：白术（土炒）、半夏各 9g，天麻、陈皮、茯苓、蔓荆子各 6g，甘草 3g，生姜 3 片，大枣 3 枚，藿香、砂仁各 7g。水煎服，日 1 剂。服药期间忌食鲤鱼、醋类、羊肉、桃、李、雀、蛤等物。每日针泻丰隆（双）、百会（沿皮向前刺），补阴陵泉（双），泻风池（双）、神门（双）、太冲（双）、通里（双）、行间（双）、阴陵泉（双），选择施治。药完停针，症状大轻，继用上方再服 10 剂，彻底痊愈，胎儿发育正常。重用半夏无殒于胎，真乃"有故无殒，亦无殒也"诚然。

二、肝肾阴虚　庆丰农场职工辛某某，女，26 岁，来诊自诉："怀孕半年多，从近几天开始头目昏眩，有时突然昏迷，少时自己苏醒，耳鸣眼花，胸胁胀满，心烦急躁，口干咽燥。在妇科拿了不少药，吃了也没管用。"详诊之，面红目赤，貌似醉酒，脉弦细滑数，舌红少苔。证属素体肝肾阴虚，引起肝阳偏亢，上扰清窍所致。治当养阴清热平肝潜阳，给其**加减一贯煎** 10 剂，药用：北沙参、麦冬（去心）、当归身各 10g，生地 20g，枸杞 12g，白芍、石决明各 8g。水煎服，日 1 剂。每日针泻天柱、翳风（双）清头镇逆，泻悬钟（双）引气血下行以平肝，补肾俞（双）、三阴交（双）、太溪（双）以补肾益阴，补足三里（双）以补正气。泻风池（双）、行间以清头，泻肝火（数穴交替施术）。药完停针，症状大轻，继用上方加黄连 3g，黄芩 5g，连服 10 剂，彻底痊愈。仨月后顺利产一女婴，母女健康，满月后出院。

三、气血虚弱　从北方饶河坐车来一孕妇，25 岁，自诉："听说关里来一中医，特意来治。自从怀孕后，头晕目眩，心慌，懒怠说话，夜里睡不稳，吃饭少一半。全家人都担心生孩子身体挺不住，慕名而来。"详诊其脉，细弱略滑，舌淡嫩苔白，面㿠白无华，神疲懒言。证属平素体弱，气血双虚，孕后血聚养胎，气以载胎，气血愈加不足，气虚则清阳不升，血虚则脑失所养，以致晕眩。治要气血双补，给其**加味八珍汤** 10 剂，药用：党参 10g，炒白术、茯苓、当归、白芍各 10g，熟地、黄芪、制何首乌各 9g，甘草、白芷各 6g，川芎 5g。水煎服，日 1 剂。每日针泻天柱、翳风（双）以清头镇逆，泻悬钟（双）引血下行以平肝，补肾俞（双）、三阴交（双）、太溪（双）滋肾益阴，补足三里（双）以补正气。药完停针，症状大轻，继用上方黄芪改用蜜炙加至 20g，炒白术加至 20g，连服 10 剂，症状全消。

第四十四节　遗　尿

一、膀胱蕴热　庆丰农场职工崔某某，女，24 岁，来诊自诉："平时和丈夫感情不好，因为大我十几岁，有事他还能让着我，心里总是不顺心。怀孕后心烦，夜里睡不稳，吃饭也不香。小便频数，入厕不及常尿裤子。有时不知自尿，怪烦人的。"细诊之，脉滑细数，舌红苔薄而黄，情志抑郁。综合分析，是证属情志抑郁，肝郁结日久化热，热扰膀胱，则胂中郁有虚热，尿液不能自制而遗溺。治应清热泻火，忌固涩，给其加味**丹栀逍遥散**料 7 剂，药用：丹皮、栀子、白芍、白薇各 8g，当归、土炒白术、茯神各 10g，柴胡、薄荷（后下）各 6g，生姜 3 片，水煎服，日 1 剂。并嘱其服药期间忌食醋类、桃、李、蛤、雀。每日针补肾俞（双）、气海（沿皮向上刺），针用透天凉手法，补太渊（双）、太溪（双），泻束骨（双）、通谷（双）以泻膀胱之热。药完停针，症状减轻，嘱其注意情绪调养，上方继服，先后服药 14 剂、针治 7 次彻底痊愈。

二、脾肺虚弱　×村孕妇周某某，26 岁，来诊自诉："自从怀孕后就小便不由自主，不知道就尿湿了内裤，还老觉着累，气不够用，咳喘无力，不愿吃饭，还没平时吃的一半多，就感到饱了，老感觉脘腹胀满。"诊其脉沉细无力，右脉小于左脉，舌淡苔薄白。证属脾肺两虚，因肺气虚无力，则膀胱不能制约水液，脾气虚则胂气化无力不能固摄而致病。治当补益脾肺，佐以固涩，给其加味**补中益气汤**，药用：黄芪15g，土炒白术 10g，陈皮 6g，升麻、柴胡各 3g，党参、当归各 10g，益智仁、桑螵蛸各 9g，甘草 5g。水煎服，日 1 剂。每日针补太渊（双）、足三里（双）、阴陵泉（双）、中极（沿皮向上刺）以益气止溺，补中益气升陷，补膻中、气海（沿皮向上刺）。药完停针，症状减轻，继用上方 10 剂而痊愈。并给其补骨脂100g（九蒸），茴香（盐炒）100g，共为极细粉，酒和药粉为丸，每日服 20g，以巩固疗效。

三、肾阳不振　庆丰农场职工刘某某，女，28 岁，来诊自诉："怀孕后小便不禁，经常头晕腰酸，浑身没劲，怕冷，哪天都尿裤子，不知不觉自遗，有时不及入厕。"细诊其脉沉滑，虚细无力，舌淡润苔薄白。证属肾阳不足，膀胱不固所致。治应温补肾阳，给其**金匮肾气丸**料合**桑螵蛸散**料10剂，药用：附子（先煮10分钟）3g，肉桂（后下）3g，熟地6g，茯神8g，山萸肉8g，丹皮、泽泻各6g，桑螵蛸、益智仁各8g，龙骨12g，党参10g。水煎服，日1剂。嘱其服药期间忌食醋类。每日针补肾俞（双）、复溜（双）、三阴交（双），关元、补灸气海，太溪（双）、补太渊（双），补灸肾俞（双）。药完停针，症状大减，继用上方，服药10剂而彻底痊愈。

四、肝肾阴虚　庆丰农场机关干部常某某，女，28岁，来诊自诉："自从丈夫调回场部遇上我怀孕，对我百般呵护，就这样还得了个见不得人的病，尿出不知，不分场合，真不好意思。成天头晕眼黑，腰膝酸软，神疲嗜卧，一天得换好几次裤衩。"诊之，其脉滑数，舌红苔少，舌尖红甚。证属素体阴虚，房事过多，耗伤肝肾之阴，致使膀胱固摄无力。治应滋补肝肾，给其**六味地黄丸**料10剂，药用：熟地（九蒸）24g，炒山药12g，山萸肉12g，茯苓6g，丹皮9g，泽泻6g。水煎服，日1剂。每日针补复溜（双）、太溪（双）、肾俞（双）、曲泉（双）滋阴益肝肾。药完停针，症状大轻，上方加益智仁15g，巴戟天9g，继服10剂而愈。

第四十五节　阴　痒

一、寒湿　庆丰农场渔业连职工潘某某，女，26岁，来诊自诉："怀孕约仨月了，最近小便频数，白带多，小肚子冷痛。外阴痛痒难受，瘙痒不解。"细诊之，脉滑沉迟濡，舌淡苔白润。证属寒湿侵于阴部，湿寒抟结而作痒。给其**川椒白术汤**熏洗阴部，药用：川椒、白芷各 20g，水煎，趁热熏蒸下阴，水稍温坐浴，泡阴部至水凉，每晚睡前熏洗。并每日针灸：温灸血海（双）、三阴交（双）、阴陵泉（双）、关元、中极。并用麦麸醋拌湿，炒干装袋敷于胞门、子户。药用 7 剂，灸治 8 次，不再痛痒，彻底痊愈，直至生产后无复发。

二、湿热　庆丰农场职工郑某某，女，26 岁，来诊自诉："现已怀孕半年，最近发生阴道内奇痒，烦心难受，水洗坐浴都不解痒，用了不少消炎止痒药，内服、外敷、熏洗，法子用遍了，妇科医生没法子，推到中医科。"详诊之，其神情烦躁，快言快语，脉滑数，舌红苔黄。证属湿侵阴部，日久生热，而湿热之毒内侵。给其**逍遥散**料合**龙胆泻肝汤** 10 剂，药用：当归、白芍、柴胡、苍术、茯苓、丹皮、栀子、车前子（包煎）、黄芩、泽泻各 3g，木通、生地、龙胆草各 5g，生姜 3 片，薄荷 2g（后下）。水煎服，日 1 剂。桃仁、雄黄各 10g 制粉，就鲜鸡肝切开，内撒药粉纳入阴户内，每日换一次，药完痊愈。

第四十六节　口　干

××村农妇李某某，26 岁，来诊自诉："自从怀孕后，总是干渴，还不愿喝水，尿频，腰酸，阵发性头晕，不愿吃饭。"详诊之，舌红苔薄干黄，脉细数滑。证属脾肾两虚，清阳下陷，津液不能上承而致。治应健脾生津，给其**七味白术散**料加味 7 剂，药用：党参、茯苓各 9g，炒白术 10g，藿香 8g，炙甘草、葛根、麦冬（去心）各 6g，木香 3g。水煎服，日 1 剂。每日针：补太溪（双）、补阴陵泉（双）、补太白（双），点刺金津玉液出血。药完停针，痊愈。

第四十七节　漏　水

××村农妇张某某，28 岁，来诊自诉："怀孕后，阴道不断流出如浓茶样的黄水，淋漓不断。不愿吃饭，脘腹胀饱……"细诊之，脉缓滑濡，舌淡润，苔白。证属素日脾虚，孕后载胎无力而下陷，冲任不固而致。治应补脾益气，给其**补中益气汤** 7 剂合鲤鱼汤合煎。药用：黄芪、白术、党参各 10g，陈皮、当归、柴胡、金樱子、枳壳各 6g，升麻 3g。水煎取汁，另用鲤鱼 2 斤，水煎鱼熟取汁，两汁兑合再煎几分钟温服，日 1 剂。每日针补足三里（双）、百会、气海。药完停针，再不漏水。

第四十八节　漏　胎（下血）

一、癥瘕型　庆丰农场渔业连职工陈某某，女，25 岁，来诊自诉："别人都说有子宫肌瘤不能怀孕，去年妇科普检时，医生检查我有子宫肌瘤。今年正月普查我怀了孕，家人都很高兴，可是最近有月把时间，月经又绵绵不断，妇科检查不出原因，止血药用过不少，愣是没止住，下的血像沥青，黑乎乎的黏，胸腹胀难受，小肚子拘急。"细诊之，其脉沉涩弦滑，舌黯红，并隐显斑点，苔薄白，皮肤粗糙，问知口干不欲饮水。综观是证，因素有癥瘕瘀阻，孕后不能生新血以养胎元，致使冲任不固，漏血绵绵。治要祛瘀化癥，止血安胎，给其加味**桂枝茯苓丸**料10剂，药用：桂枝、丹皮、炒桃仁（去皮尖）、续断各9g，茯苓、赤芍、白芍、牡蛎各12g，水蛭3g（为粉）。水煎前8味去渣取汁，冲服水蛭粉，日1剂。每日针泻血海（双），灸三阴交（双）各10壮，灸隐白（双）各5壮，补肝俞（双），泻胞门、子户，药完停针灸，第三天下一如鸡肝样紫血条，患者感到腹内轻松，洗净阴部，再无见血。随访再无复发，到期顺利产一女婴，母女健康，满月后出院。

二、虚寒型　××边防站军属钱某某，女，26岁，来诊自诉："怀孕后下血，血色如豆汁，怕冷身寒，腰腹冷痛，口淡，时吐清涎，不愿吃饭，大便溏稀不成形已两个多月。"观其面黄隐黑，唇色淡黯，脉沉紧滑细。证属素体阴虚寒盛，孕后胞脉不得温养，致冲任不固而漏下。治应温经养血安胎，给其加味寄生汤加味10剂，药用：荆芥炭9g，川芎3g，补骨脂、桑寄生、炒白术各8g，熟地、艾叶、党参各10g，当归、续断各6g。水煎服，日1剂。每日针灸：温灸三阴交（双）各5壮，温灸血海（双）各10壮，隔姜灸关元、中极各10壮，针补太白（双），起针后温灸3分钟，灸隐白（双）5壮。药完停针，症状消失，痊愈。

三、血湿热型　×厂职工，女，26岁，来诊自诉：

"怀孕仨月漏血不止，血色深红，心烦，口干欲饮，大便秘结，溲短黄。"细诊之，其面红赤如醉，唇紫红而干，脉滑数有力，舌质红苔干黄。证属平素身体阳气偏盛，孕后外感热邪或内伤七情五志化火迫血妄行。治应清热安胎止血，给其**胶艾四物汤**10剂，药用：阿胶10g（烊化）、当归10g、川芎3g、艾叶12g、生地10g、白芍8g、苎麻根20g。水煎服，日1剂。每日针：泻血海（双），先泻后补三阴交（双），灸隐白（双）各10壮，针补肝俞（双）、太冲（双）。药完停针，症状大轻，继用上方连服10剂痊愈。

四、虚热型　庆丰农场职工曹某某，女，28岁，来诊自诉："怀孕后漏下，血色鲜红，五心烦热，夜不得眠，口干，不愿喝水，大便秘结。"脉细滑数。证属阴虚内热，扰动胎元。治应清热养阴，止血安胎，给其**保阴煎**合**二至丸**料加减10剂，药用：生地、熟地、女贞子各10g，生山药、旱莲草各12g，白芍、地骨皮各8g，黄芩6g，黄柏、续断各5g，甘草3g。水煎服，日1剂。每日针泻血海（双），补三阴交（双），泻内庭（双），补神门（双）。药完停针，症状大轻，上方加苎麻根10g，继服10剂而愈。

五、气血虚弱型　××村农妇陈某某，26岁，来诊自诉："怀孕初俩月呕吐严重，现在虽说不吐，但下血似经，血色浅红，头晕目眩，神疲体倦，打不起半点精神。"诊之，观其面色㿠白，唇无血色，脉细弱略滑，舌淡嫩，苔白薄。证属素体虚弱，再加恶阻日久，以致气血生化不足，胎元失养，而致漏下。治应益气养血，安胎止血，给其**加减胎元煎**10剂，药用：党参12g，炒白术10g，炙甘草6g，茯苓10g，熟地 12g，当归 5g，白芍 8g，杜仲炭 10g，陈皮 6g。水煎服，日 1 剂。每日针灸：针补足三里（双）、三阴交（双）、气海、膻中，灸百会，补神门（双）。药完停止针灸，症状减轻，继用上方 10 剂，煎汁烊化阿胶 10g，药完痊愈。

六、肾虚型　庆丰农场机关干部常某某，女，28 岁，来诊自诉："怀孕后漏下不止，血色淡红，头晕耳鸣，腰酸膝软，夜尿频数，大便溏稀。"细诊其脉细滑沉弱，尺脉尤甚，舌淡黯、苔白。证属素体肾虚，孕后房事不节，致使胞胎失其所养，冲任不固而漏下。治应补肾固胎益气健脾，给其**加味寿胎丸**料 10 剂，药用：杜仲炭 9g，桑寄生 9g，菟丝子 12g，川断 8g，党参、白术各 9g，艾叶炭 3g，阿胶（烊化）9g。水煎服，日 1 剂。每日针补神门（双）、三阴交（双）、血海（双）、膈俞（双）。药完停针，症状大轻，继用上方 5 剂而愈。

七、气虚型　庆丰农场职工隋某某，女，26 岁，来诊自诉："怀孕已仨月，身体没啥不舒服，稍微有点气短，腹不痛，胎安稳，就是经水不断，在妇科用了不少止血药也毫无效果。"细诊之，面色虚浮黄肿，舌淡苔白，脉沉滑弱，右脉明显小于左。证属气虚至极，血无凭依，无凭依则燥急而致，给其**助气补漏汤** 6 剂，药用：人参 30g，酒炒白芍 15g，黄芩（酒炒黑）9g，生地（酒炒黑）9g，益母草 3g，川断 6g，甘草 3g。水煎服，日 1 剂（此方不止治愈隋某某，曾治多名患者漏证，3 剂而愈）。每日针补膻中（沿皮向上刺），气海（沿皮向上刺），起针垫姜片灸 10 壮。药完停针，症状全消，至生产一男婴，母子健康。

第四十九节 肿 胀

一、脾虚 庆丰农场职工孙某某，女，25 岁，来诊自诉："怀孕半年多，最近面目、四肢浮肿，延及全身肿胀，胸闷气短，不愿吃饭，大便溏泻，小便短少。"细诊之，面目、全身虚胖发亮，舌质胖嫩，苔白而润腻，舌边有齿痕，脉缓滑无力，略濡。证属脾气素虚，恣食生冷，内伤脾阳，脾虚运化失职，水湿不化，溢于肌肤而肿胀。治应健脾行水，给其**加味白术散料** 10 剂，药用：炒白术、茯苓皮各 10g，大腹皮 8g，生姜皮 6g，陈皮 6g，砂仁 5g。水煎服，日 1 剂。每日针补阴陵泉（双）、脾俞（双），温灸关元、太溪（双）、以温脾肾行水。药完停针，诸症全消。

二、肾虚 ××连职工唐某某，女，25 岁，来诊自诉："孕后半年，面目浮肿，下肢尤甚，按之没指，心悸气短，四肢发凉，腰酸无力。"细诊之，脉沉滑而细，舌质淡，苔白润。是证属素体肾虚，命门火不足，孕后阴血聚以养胎，有碍肾阳敷布，不能化气行水，水邪泛溢肌肤，而致肿胀。治应温肾化气行水，给其**真武汤减附子加桂枝**以通阳化气行水，药用：桂枝 3g，白芍 8g，白术、茯苓各 10g，生姜 3 片。水煎服，日 1 剂。每日针补脾俞（双）、关元、太溪（双），灸补肾俞（双）以温补脾肾，化气行水。药完停针灸，诸症大轻，上方加巴戟天 10g，继服 10 剂，彻底痊愈，直至生产，母子健康。

三、气滞 庆丰农场机关干部梁某某，女，28 岁，来诊自诉："怀孕4个月了，最近发现先是足背浮肿，后来渐及于腿，皮色不变，随按随起，头晕腹胀，胸闷气短，不愿吃饭。"详细诊之，脉弦滑，全身浮肿，常太息，面目虚浮，舌淡苔薄腻。证属情志忧郁，气机不畅，当孕后数月，胎儿渐长，引起气机更加郁滞，从而导致水液运行障碍，遂致肿胀。治当理气行滞，健脾利水，给其**天仙藤散合四苓散**料10剂，药用：（参照四节）。

第五十节　泄　泻

一、寒湿　庆丰农场某连职工张某某，女，26岁，来诊自诉："已怀孕半年，从上个月起，肚子痛，还咕噜咕噜响，泄稀屎，有时身上乍冷乍热，在妇产科打针、吃药一个星期也不见效。"细诊其脉，浮缓滑，舌淡红无苔，问知每天大便三五次，便稀薄。证属风寒外邪侵袭或过食生冷，寒湿伤中，脾阳受制，致脾胃运化功能失调，水食不分而泄下。治应散寒化浊，给其**藿香正气散**料10剂，药用：藿香、大腹皮各8g，苏叶、桔梗各6g，甘草3g，陈皮5g，茯苓8g，厚朴、法半夏各6g，白芷3g，防风10g，荆芥8g。水煎服，日1剂。嘱其服药期间忌食冷饮、醋类、猪肉、豆腐、桃、李、雀、蛤、油腻、鲤鱼等物。每日针灸：灸天枢（双）各10壮，中脘10壮，隔姜灸神阙15壮，针足三里（双）、大肠俞（双）各10壮（四穴先针，起针后施灸）。药完停针，泄泻一天只有一次，但仍是便稀，继服上方加莲子肉15g，10剂，以善其后。

二、湿热　××村孕妇栗某某，28岁，来诊自诉："怀孕仨月，开始腹痛，痛后入厕则泻，溏稀不成形，肛门灼痛，小便短赤，心烦口渴，一天泻三至四次。"细诊之，脉滑弦数，舌红苔黄，问知患者平素爱吃油炸辣椒。湿热壅滞肠胃致使肠胃转化功能失常，水谷不化，与湿热并走大肠而致泄。治应清热利湿，给其**葛根黄芩黄连汤加味**10剂，药用：葛根8g，黄连3g，黄芩6g，甘草3g，金银花、炒白扁豆各6g，泽泻8g，木香5g，白芍8g，茯苓10g。水煎服，日1剂。服药期间忌食荤腥油腻、鲤鱼、桃、李、雀、蛤、猪肉、醋类等物。每日针泻足三里（双）、内庭（双），金津、玉液点刺出血。药完停针，大便减为1天1～2次，但仍是溏稀不成形。继用上方加车前子（酒炒，包煎）10g，连服10天泻止病愈。

三、食滞　庆丰农场职工梁某某，女，25岁，来诊自诉："怀孕两个月了，前几天婆婆从渔业连过来看我们，带了些水产食品，一时为了解馋，多吃了几口，就开始泻肚，一天三四次。痛一阵就得入厕一次，泻后痛减，吞酸胀饱，矢气腥臭。"诊之，脉弦滑，舌淡苔垢腻。证属食伤肠胃、传导失常而致，治应安胎消食导滞，给其**保和丸料合香砂六君子丸**料10剂，药用：焦神曲8g，焦山楂10g，谷芽8g，茯苓10g，法半夏8g，连翘6g，炒莱菔子8g，木香3g，砂仁5g，党参、白术各8g，陈皮6g，生姜3片。水煎服，日1剂。服药期间忌食醋类、羊肉、桃、李、雀、蛤及油腻荤腥等物。每日针泻上脘、中脘（二穴沿皮向下刺）、内关（双）、足三里（双）、隐白（双）、公孙（双）、胃俞（双）、脾俞（双）。药完停针，泄泻次数减至每天二次，继用上方服用7天，彻底痊愈。

四、脾胃虚弱　×村农妇李某某，26岁，来诊自诉："怀孕后大便溏稀，时泻时止，水谷不化，腹胀饱，不愿吃饭，神疲犯困。"细诊之，见其面色萎黄，神呆目滞，舌淡苔白，脉缓弱滑软。证属平素脾胃虚弱，孕后血聚养胎，精微供给不足脾胃益虚，中焦水湿不化，升降失常，清浊不分而致泄泻。治应补脾健胃安胎，给其**参苓白术散**料10剂，药用：党参、白术（土炒）、茯苓各10g，炒白扁豆8g，陈皮5g，莲子肉6g，薏苡仁、炒山药各10g，桔梗6g。水煎服，日1剂。服药期间忌食荤腥、醋类、桃、李、雀、蛤、猪肉等物。每日针补足三里（双）、中脘、天枢（双），隔姜灸神阙5壮，针补大肠俞（双）、胃俞（双），灸补关元、肾俞（双）。药完停针灸，症状减轻，为善其后，继服上方7剂，彻底痊愈。

五、命门火衰　庆丰农场职工常某某，女，25岁，来诊自诉："自从怀孕仨月后，每在黎明时腹痛阵阵，赶紧入厕泄泻稀屎，泻后腹痛轻，不愿吃饭，恐怕影响胎儿。"细诊其脉沉迟弱无力，尺脉细微，舌淡苔薄，神疲呆痴，面萎黄。证属平素肾阳不振，命门火衰而致阴寒内盛，黎明时即寅时，手太阴（肺）当职，阴寒最盛，故凌晨作泻。治当温肾补脾，给其**四神丸**料10剂，药用：补骨脂12g，五味子6g，肉豆蔻6g，吴茱萸3g，大枣3枚，生姜3片。水煎服，日1剂。每日针灸：灸肾俞（双）、关元、天枢（双）各10壮，灸太溪（双）各5壮，灸补上巨虚（双）、命门、脾俞（双）。药完停止针灸，黎明不再腹痛也无泄泻症状，但大便仍是溏稀不成形，继用上方制粉为丸以巩固疗效，药用：肉豆蔻（煨）100g，补骨脂（盐炒）200g，五味子（醋炒）100g，吴茱萸（制）50g，共为极细粉；大枣200g，生姜50g，水煎2味，熟透、水干、取枣肉去皮核，和药粉为丸，每晚睡前服20g，淡盐水送服。随访数年未犯。

六、肝气乘脾　庆丰农场职工刘某某，女，27岁，偕同丈夫来诊，丈夫代诉："我妻小刘，怀孕后得了个怪病，几个医院治疗数月都不见效，才慕名而来。平时和常人一样，有人惹着她就生点气，吵腹痛，赶紧入厕，稍慢一点就拉到裤裆里。平时没啥不舒服，有时胸胁痞闷，别无不适，可从怀孕脾气怪了许多。"细诊其脉，弦滑，舌红苔薄白。证属郁怒伤肝，肝气横逆，克伐脾土，运化失常以致泄泻。告诉其夫，此病不怪，关键是平时一定让孕妇舒心愉快，病则易愈。给其抑肝扶脾之剂加味痛泻要方10剂，药用：甘草6g，炒白术9g，白芍6g，防风6g，陈皮4g。水煎服，日1剂。每日针补阴陵泉（双），泻太冲（双）。药完停针，症状全消，彻底痊愈。

第五十一节　胎萎不长

一、血寒　××林场职工朴某某，女，26岁，来诊自诉："自从怀孕后不离皮大衣，浑身寒冷，腰酸冷痛，四肢冰凉，呕吐清涎，感到涎凉，五个多月了，肚子不大，妇产科做了胎检，胎儿小于正常月份，也没检出别的病，拿了10天的药，吃完也没啥起色。"细诊之，其脉沉迟滑，问知喜温暖，得热则舒，舌淡润苔白，重诊脉象，尺显细微稍紧。

是证为素体阳虚，久住深山林中，阴寒之地，再食寒凉之物，戕伐阳气，致血寒宫冷，阴盛阳衰，胎失温养而不得长。治应温胞温血养血，遂给其**长胎白术丸**料10剂，药用：生地、茯苓各10g，土炒白术8g，川芎5g，川椒2g，炒阿胶10g（烊化）。水煎前5味去渣烊化阿胶，日1剂。每日灸：灸胞门、子户各10壮，温灸三阴交（双）各3分钟，灸肾俞（双）、中极、关元各10壮。每晚临睡前，醋拌麦麸炒干装袋熨少腹。药完停灸，自觉症状全消，仨月后胎儿渐大，按期生产一男婴，母子健康。

二、气血虚弱 ××农村妇女王某某，26岁，来诊自诉："怀孕已半年，老觉头晕气短，疲倦，懒怠说话，腹形明显小于正常月份，妇科检查为胎萎不长。只叫加强营养，也别无良策，才到中医科求诊。"细诊之，孕妇面色㿠白，身体消瘦，肚腹略有膨胀，只像怀孕俩月，舌色淡嫩少苔，脉细弱无力，呼吸接续艰难。是证为气血两虚难以养胎，故胎儿生长迟缓。治应补气益血，强化脾肾功能，给其**八珍汤**10剂，药用：熟地10g，当归、白芍各8g，川芎6g，党参、炒白术、茯苓各10g，炙甘草6g，生姜5片，大枣5枚。水煎服，日1剂。服药期间忌食：醋类、鲤鱼、桃、李、雀、蛤。每日针补足三里（双）、三阴交（双）、阴陵泉（双）。药完停针，自觉症状减轻，继用上方服药20剂，针灸15次，自觉症状全消，肚腹明显增大，进行胎检，胎儿虽小于正常，但日趋生长。

三、血热 庆丰农场职工，邓某某，女，26岁，来诊自诉："从怀孕后更加烦躁不安，潮热盗汗，夜寐梦多，口干咽燥，五心烦热，小便频数而赤黄，大便秘结，莫非真和我吃辣椒多的习惯有关？老年妇人常告诫'怀孕莫吃辣椒'，但是口馋忍不住。"细诊之，见其面红似醉，愁眉苦脸，忧郁易怒，胎体明显小于正常月份，脉细沉滑数，唇红干裂，舌红苔黄厚。证属平时多食辛辣，肝气较盛，忧郁易怒，肝郁化火，血内蕴热，耗损真阴，以致胎体不长。治应清热凉血安胎，给其**凉胎饮** 10 剂，药用：生地、白芍、黄芩各 6g，茯苓 5g，当归、石斛、枳壳（麸炒）、甘草各 3g。水煎服，日 1 剂。服药期间忌食辛辣、油炸、醋类、鲤鱼等物。每日针泻三阴交（双）、血海（双）、足三里（双）用透天凉手法。药完停针，自觉症状减轻，上方加女贞子 10g，继服 15 剂，症状全消，胎儿日趋体大。

第五十二节　口舌生疮

庆丰农场职工辛某某，女，25 岁，来诊自诉："自从怀孕三个月来，时常口舌溃烂、生疮，大便秘结，小便短少黄赤，痛得不能喝水吃饭。"细诊之，脉细数，舌红尖深红，苔黄，唇干裂，呼出之气热腥。证属气机不疏，郁而化火，加之过食辛辣，久而郁热化火，火邪上炎而致。治当清泻心火，给其引火下行之**导赤散**料 10 剂，药用：生地 10g，木通 6g，栀子 6g，黄芩 8g，连翘、甘草梢各 6g，煎好去渣加大黄 8g，芒硝 8g 滚一沸。水煎服，日 1 剂。每日针泻通里（双）、中极（沿皮向下刺），以引血下行。药完停针，大便顺畅通，小便长白量正常，口舌疮渐愈，至生产母子健康。

第五十三节　腰　痛

一、肾虚　庆丰农场职工秦某某，女，25 岁，来诊自诉："平时不断出现耳鸣、头晕、腰酸症状，怀孕两个月后则腰痛如折，不能俯仰，两膝酸软，怕冷，见热舒服，头晕耳鸣，夜尿频多。"细诊之，脉滑沉细，尺脉偏弱，舌淡苔白薄，呼吸急促，面萎黄，隐黑，两颧泛黄色。证属素体肾亏，孕后肾之精血更加亏损，年正青春房事不节更是雪上加霜，胎元无以濡养而致。治应温补肾阳，佐以安胎，给其**青娥丸**料 10 剂，药用：杜仲炭 30g，补骨脂 24g，核桃肉 15g，桑寄生 10g，续断 8g，熟地 10g。水煎服，日 1 剂。每日针：补大肠俞（双）、肾俞（双）、太溪（双）以补肾壮腹，加灸关元温补肾阳。药完停针，症状大轻，腰背活动自如，遂用上方继服 10 剂，隔 3 日针一次，药完彻底痊愈，直至生产母女健康，未曾复发。

二、风寒　庆丰农场渔业连职工冯某某，女，26 岁，来诊自诉："怀孕已半年，前两天气候闷热，在屋夜间不得睡，自己搬个藤椅在江边睡了，到半夜翻身腰疼，以为过几天会好，没想到越来越严重。"详细诊断，见其行动拘急不便，转身蹑手蹑脚，脉滑弦紧，舌淡苔白，问知其得热痛减。证属孕后体虚血弱，经不起寒邪侵袭，风冷乘虚客之，经脉受阻而致腰痛。治应祛风散寒，补肾强筋，给其**加减独活寄生汤** 10 剂，药用：独活 8g，桑寄生 10g，桂心 5g，防风 8g，川芎 5g，党参、当归、杜仲炭（断丝）各 10g，白芍、牛膝各8g，生地6g。水煎服，日1剂。每日针灸：灸大肠俞（双）各10壮，灸命门10壮温散寒湿，补肾俞（双）、太溪（双）以补肾阳，泻曲池（双）、阴陵泉（双）祛风散寒。药完停针，基本痊愈，嘱其用醋拌麦麸炒干装袋敷腰部，每临睡前敷至麸凉。年后随访，愈后未再复发。

三、跌仆挫闪　本院护士赵某某，女，27岁，怀孕三个多月，因下楼不慎扭伤而腰痛，痛如锥刺，不能转动，有下坠感。其脉沉滑，舌深红苔白。证属挫闪损伤筋脉，腰部瘀凝作痛。治当补肾安胎，养血止痛，给其**加减通气散**料5剂，药用：陈皮、枳壳、川芎各6g（盐炒），补骨脂12g，杜仲炭、党参、熟地各10g，续断、当归、炒白术各8g，苏叶8g（后下），桑寄生9g。水煎服，日1剂。急则治其标，先针泻手背腰痛穴四穴，立止其痛，再服中药进行调养，药完痊愈，未曾复发。

第五十四节　嬉笑无常

××村农妇何某某，26岁，由其丈夫、婆母陪同来诊，其夫代诉："头几天遇事，敏感性很强，睡不安稳，后来常说烦闷急躁，接下来几天悲伤哭泣，有时惊狂，有时嬉笑不止，闹一阵如惊如狂。"患者不配合治疗，趁其情绪稍稳时号其脉，沉细而数。证属孕妇素体阴虚血亏，孕后血聚养胎，更加阴虚血亏精少，五脏失于濡养，心气虚，热乘心脾，肝气抑郁所致。治当养心宁神和中缓急，给其**甘麦大枣汤**合**竹叶汤**10剂，药用：甘草15g，浮小麦20g，大枣8枚，百合 12g，竹叶 7g，黄芩、知母各 6g，麦冬 8g，茯神 10g，生石膏 20g。水煎服，日 1 剂。每日针泻通里（双）、内关（双）。药完停针，彻底痊愈，到期顺利生产，母女健康，未再复发。

第五十五节　谵　语

庆丰农场职工章某某，女，28 岁，其夫陪其来诊，代诉："自从怀孕后话特别多，有时说些不着边的胡话，吃喝和其他生活上没啥异常。农村来个神婆给看，说是冲撞了神鬼，上供许愿就好，否则胎儿难保。咱可不信那一套，赶紧来到医院。"细诊之，患妇面红如醉，脉细滑数，舌红苔黄，左寸脉洪盛。证属心火上炽，内扰神明所致。治应清热凉血，宁心安神，给其**生地黄连散**料 10 剂，药用：当归 8g，川芎 6g，生地 10g，白芍 8g，黄芩 6g，黄连 3g，防风 6g，栀子 9g，大黄 5g（后下）。水煎服，日 1 剂。服药期间忌食辛辣、荤腥。每日针泻神门（双）、阴陵泉（双）、丰隆（双）以清热化痰。药完停针，神清气爽，症状全消。为善其后，给其**万氏牛黄清心丸** 2 盒，嘱其按说明服用。

第五十六节　心　痛

一、风邪乘心　庆丰农场打石连职工朱某某，女，28 岁，来诊自诉："怀孕两个多月，胸前还胀痛闷满。"诊之，脉弦滑而数，舌红苔黄。是证由风邪乘虚侵袭心包所致，治应祛风止痛，给其**四磨汤**5剂，药用：党参、槟榔各10g，乌药9g，香附8g，草果7g，沉香3g（前5味水煎取汁，沉香研粉冲服）。水煎服，日1剂。每日针灸：泻内关（双）、神门（双），灸中府（双）各3壮，药完停针，症状大轻。效不更方，继用上方乌药加至15g，连服10剂痊愈，直至生产未曾复发。

二、寒痰停饮　庆丰农场值勤连职工秦某某，女，27岁，来诊自诉："自从怀孕后常感心口痛，喘咳多痰，痰白量多，质稀，常觉口中冷飕飕的，不愿吃饭。"详细诊断，脉沉滑略迟，舌淡胖，苔白腻，面色无华，灰黯隐黑。证属寒痰凝聚胸膈，停饮蒙蔽心阳。给其温寒化痰之剂。方用**加减二陈汤**，药用：陈皮8g，茯苓、炒白术各10g，乌药12g，青皮、甘草各6g，山楂（炒黑）10g，木香3g。水煎服，日1剂，服药期间忌食辛辣、醋类、鲤鱼、桃、李、雀、蛤等荤腥之物。每日针泻丰隆（双）、阴陵泉（双）；灸补心俞（双）、内关（双）、神门（双）通阳泄水，心阳得通，通则不痛。服药10天，针灸11次，诸症全消，直至生产未再复发。

三、外感寒邪　庆丰农场职工许某某，女，28岁。来诊自诉："素有见冷心痛的旧病根，怀孕后受寒胸前疼痛不已，喜热喜按，恶寒发热，头也胀痛。"细诊之，脉滑浮紧，舌淡润，苔薄白。证属素有冷痛宿疾，又感寒邪诱发，故而心痛不已。治应温寒祛邪，给其**加味吴茱萸汤**10剂，药用：吴茱萸、党参各9g，砂仁6g，生姜4片，大枣4枚。水煎服，日1剂。每日灸神门（双）、内关（双）各3壮，关元、

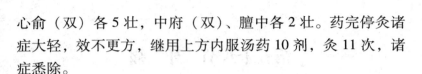

心俞（双）各 5 壮，中府（双）、膻中各 2 壮。药完停灸诸症大轻，效不更方，继用上方内服汤药 10 剂，灸 11 次，诸症悉除。

四、气血亏虚 ××村农妇陈某某，26 岁，来诊自诉："自从怀孕两个月来，胸前疼痛，气不够用，老觉接不上气，不愿吃饭，浑身无力，大便溏稀。"详诊其脉细弱无力，舌淡苔少白，爪甲淡白，面色㿠白。证属素体气血两虚，孕后血聚养胎，气血更虚，心失血养，阻迫脉络而疼。治应双补气血，给其**八珍汤** 10 剂，药用：当归 10g，川芎 6g，白芍 8g，熟地 12g，党参、茯苓各 10g，土炒白术 15g，甘草 6g。水煎服，日 1 剂。每日针补血海（双）、三阴交（双）、膻中（沿皮向上刺）。药完停针，症状减轻，继用上方连服 10 剂，痊愈。

第五十七节 环跳痛

××村农妇梁某某，28 岁，来诊自诉："自从孕后，腰膝酸软，晕眩耳鸣，胯骨轴子痛（环跳穴）得厉害。"细诊之，问知孕前耳鸣晕眩、腰膝酸软现象时有发生。知其素体肾阴虚亏，孕后加剧，治应滋阴补肾，给其**六味地黄丸**料（加减）10 剂，药用：生地、杜仲炭、怀山药、茯苓各 10g，山萸肉（蒸）15g，丹皮、泽泻、续断各 8g。水煎服，日 1 剂。每日针补三阴交（双）、复溜（双）、太溪（双），泻环跳（双）。服药 7 剂疼止，药完停针灸，彻底痊愈，直至生产，母女健康。

第五十八节　牙　痛

一、胃火　庆丰农场某连职工陈某某，女，26 岁，来诊自诉："怀孕前因爱吃辣椒，经常发生牙痛，扎针、吃药几天就好，现在怀孕半年又开始牙痛，医生给药吃过不见好，要求扎针，医生又说不能扎，特来求老中医治疗，现在牙痛厉害，呼出气有臭味，大便秘结，小便频数短黄，不愿吃饭、喝水，牙一见水、饭就痛得钻心。"诊之，脉滑数，口臭，舌红苔黄干垢。证属阳明火盛，胃火炽盛，循手足阳明经脉上炎入齿而导致。治应清泻胃火，祛风止痛，给其**加减清胃散**料 10 剂，药用：生地、丹皮各 10g，生石膏 20g，当归 8g，黄连 3g，升麻 3g，灯心草 3 根。水煎服，日 1 剂。每日针泻下关（双）、颊车（双）以清热泻火，泻风池（双）、外关（双）疏风清热，泻内庭（双）通降胃热。药完停针，不再牙痛，直至生产牙痛从未复发。

二、阴精不足　××农村妇女庞某某，28 岁，来诊自诉："怀孕已四个月，牙痛，口燥咽干，夜比昼痛得厉害，饭不得吃、觉睡不好，心烦意乱。"诊其脉弦滑细数，舌干红无苔，便秘溲赤。由于阳明气火有余，少阴阴精不足，阴火上炎而致牙痛。治应清胃火滋阴精，祛风止痛，给其**玉女煎加减** 10 剂，药用：生石膏 15g，熟地 20g，麦冬 12g，女贞子 12g，羌活 8g，白芷 8g，防风 12g，荆芥 10g。水煎服，日 1 剂。每日针泻内庭（双），补复溜（双）。药完停针，牙不再痛，一直未复发。

第五十九节　中　暑

1964 年 8 月，金沙农场职工尹某某，女，26 岁，已怀孕仨月，在大田锄草突然昏倒不省人事，壮热自汗，气粗喘促。诊其脉洪大滑数，唇舌红绛少苔，呼吸微弱。见此情景，必以应急，将患妇抬往阴凉处，宽解衣服，针刺人中，醒后灌些清凉饮料。回宿舍后给其**王氏清暑益气汤** 10 剂，药用：西洋参 15g，石斛 15g，麦冬 9g，黄连 3g，竹叶 6g，荷叶梗 15g，甘草 3g，知母 6g，粳米 15g，西瓜翠 30g。水煎服，日 1 剂。半月后，头脑清醒生活正常，经胎检，胎儿一切正常。按期生产，母子健康。

第六十节　下　痢

一、食滞　××村农妇张某某，28 岁，来诊自诉："已怀孕四个多月，下痢赤白相间，腹痛，里急后重"此乃古称之"子痢"，最损孕妇气血，影响胎儿生长，历代医家对此疾都极为重视。由于孕妇饮食过量，恣食肥甘，误食生冷不洁之物而致。详细诊之，症见腹痛、嗳酸、腐臭、泻下不止，痢质稀薄秽臭，脉滑缓，舌淡苔腻。治当消食导滞，给其**香连导滞丸**料加减 10 剂，药用：木香、黄连、甘草各 3g，神曲、青皮、陈皮、厚朴、黄芩各 6g，焦山楂、枳实（麸炒）、当归、槟榔各 5g，酒白芍 8g。水煎服，日1剂。每日针泻足三里（双）、上巨虚（双）以通肠导滞，补复溜（双）、太溪（双）以滋补肾阴，泻足三里（双）、曲池（双）、天枢（双）以补中兼通之法也。药完停针，症状全消，彻底痊愈。是证治疗过程中，使余深深体会到，祖国医学宝库中"经络学说"结合中药治疗的奥妙之处。

二、虚寒　庆丰农场林业连职工彭某某，女，26岁，来诊自诉："怀孕半年，最近腹痛拘急，下赤白痢，质稀薄。不愿吃饭，强吃也是吃不多少就饱，浑身乏力，四肢冰凉。"细诊之，脉沉细而弱，舌淡苔白，观其身寒肢冷，问知素体即脾胃虚寒，孕后复因恣食生冷之物致使寒湿内蕴，脾阳受困，肠胃气机阻滞，渐致下痢。治应温中固涩，给其**加味桃花汤** 10剂，药用：干姜6g，赤石脂6g，粳米10g，党参10g，升麻6g。水煎服，日1剂。服药期间忌食生冷、油腻食物。每日针灸：温灸天枢（双）、大肠俞（双）、关元各5壮，补脾俞（双）、胃俞（双）、足三里（双）以治本。药完停针灸，下痢停止。为善其后，给其**香砂六君丸** 5盒，按说明服用，随访愈后未犯，到期生产，母子健康。

三、湿热　庆丰农场奶粉厂职工孙某某，女，26岁，来诊自诉："怀孕半年多，最近少腹时痛，里急后重，下痢赤白相杂，黏稠臭秽，身热，便后肛门灼痛，小便短少，色赤黄。"细诊，其舌红苔黄腻，脉滑数。是证为肠胃素蕴湿热，饮食不节，脾失健运而湿邪停滞，湿热与气血相抟，化为白赤之痢。治当清热利湿，调气行血，给其**当归黄芩芍药汤加减** 10剂，药用：当归6g，赤芍7g，黄芩6g，地榆炭8g，黄连3g，土炒白术、生地黄、茯苓各10g，木香、甘草各 3g。水煎服，日 1 剂。每日针泻天枢（双）、关元、足三里（双）、上巨虚（双），补脾俞（双）、胃俞（双）、关元（沿皮向上刺）。药完停针，彻底痊愈。

四、庆丰农场职工刘某某，女，26 岁，怀孕 4 个月，下痢，曾在几个医院住院治疗俩月无效，约余诊治。详细诊断后，据证给其**参芩粳米汤** 10 剂，药用：人参、黄芩、酸石榴皮各 50g，桦树皮 100g；水煎 4 味 2 小时，去渣滤清水，放粳米 90g，煮米烂成黏粥，趁温徐徐服完，日 1 剂。药完病愈。

第六十一节　阴门肿痛

一、黑龙江省虎林市新冈乡妇女李某某，26 岁，来诊自诉："怀孕已七八个月了，最近外阴红肿，挨着生痛，尿时亦痛，怀孕前曾有腰膝酸软、晕眩耳鸣、不愿吃饭、消化不良现象，但都不严重，离医院这么远，也就没当回事，没来治疗，现在怀孕，又添了这种毛病，唯恐影响胎儿生长，全家人催促来治。"细诊之，脉沉细迟弱，舌淡嫩，苔薄白而润，面色萎黄，皮肤甲错，唇淡白干裂。证属脾肾阳虚，不能温化水湿而下注阴门作肿。治应温阳健脾、消肿止痛，给其**加味白术散** 10 剂，药用：诃子 9g，炒白术、茯苓、大腹皮、生姜皮各 10g，党参 12g，蒲公英 10g，甘草 5g。水煎服，日 1 剂。并给其外洗药 5 剂，药用：地肤子、艾叶、防风、透骨草、荆芥、川椒、黄瓜皮各 20g，金银花 10g，布包 8 味用水半盆煎煮一小时，装痰盂，坐上熏阴部，水温后复倒盆内坐浴至水冷，每晚睡前 1 剂。每日针：泻三阴交（双）。内服外用，药完停针，肿消痛止，经西医胎检，一切正常。

二、庆丰农场场部职工，沈某某，女，28 岁，怀孕阴肿。给其：枯矾 4g，大黄 2g，炙甘草 1g，共为极细粉，用细密纱布包似小枣大，纳阴中。夜纳，次晨取出。连用 7 日痊愈。

三、××农场场部干部黄某某，女，29 岁，阴痛。给其：防风 30g，大戟 20g，艾叶 50g，用纱布包，煎水半盆，温浴阴中，早晚各一次。7 日痊愈。

第六十二节　胎动不安

妊娠后期，阴道突然出血，并有腹痛下坠，是为胎（气）动不安，需与阴道出血量少而无腹痛的"漏胎"分别施治。胎动不安多是冲任不固，无力摄血养胎所致，治疗原则以安胎为主。有因母病而胎动不安者，单治母病，病愈胎自安。如流血多，出血时间长，血色由鲜红而至黯红，腰腹疼痛，阵阵加剧，痛连骶骨，是为胎已濒于坠，则治亦无益，反而影响母体健康，任其坠后养好其母体则为得矣，不必徒劳。

一、挫闪　庆丰农场职工梁某某，女，25 岁，系建筑工人，在怀孕 4 个月时在工地劳动，不慎从二层架上跌下，致阴道出血，血色鲜红量多，小腹疼痛下坠。送来求治，先诊其脉，滑数，舌稍黯，苔白薄。此时余决定先止其血，再调气血以安胎。先针断红穴、补三阴交（双），出血停止后入病房，给其调气养血之剂，药用**加味圣愈汤**：黄芪 20g，

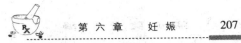

党参、熟地、炒白术、茯苓各10g，白芍8g，川芎3g，当归6g，艾叶炭6g，甘草6g，地榆炭6g。水煎服，日1剂。连服10剂，逐渐康复，经西医做胎检，一切正常。半年后随访，出院后一切生活正常，按期产一女婴，母女健康。

二、血热　庆丰农场商店员工缪某某，女，28岁，来诊自诉："怀孕已四个多月了，最近阴道出血，色鲜红量多，小腹疼痛，心烦不安，不像月经，口舌干燥，睡不好，多梦，大便秘结，小便赤涩。"细诊之，脉滑而数，舌红苔黄，干燥无涎。问知前段时间因工资问题，和经理大吵一架，曾气得"背住气"（休克）。全面分析，证属素体阳盛，肝经郁热日久，暴怒伤肝，引起肝火炽盛，热伤冲任，致使胎动不安。治应疏肝清热、止血安胎，给其**加减固胎煎**10剂，药用：黄芩、炒白术各6g，旱莲草、侧柏叶（炒）各10g，当归、白芍、阿胶（烊化）各5g，陈皮3g。水煎服，日1剂。每日针泻血海（双）、断红穴、气海、中极（沿皮向下刺），灸补然谷（双）、肝俞（双）、三阴交（双），温灸隐白（双）。药完停针，出血止，睡眠得安稳，大小便顺畅，胎检一切正常。效不更方，上方减侧柏炭继服10剂，直至生产，身体健康，顺利产下一女婴。

三、气血两虚　庆丰农场职工常某某，女，27岁，来诊自诉："多年来不愿吃饭，气血不足，怀孕后月经不止，小腹坠痛，整天没精打采，四肢无力，胎动不安。"诊之，观其面色㿠白，神呆，脉细弱无力，稍有滑象，舌淡嫩胖，少苔。证属气血两虚，因平素气血不足，孕后血聚养胎，更显气血匮乏，故提摄无力而不固，灌溉不周，胎儿失养，致使胎动不安，下血不止。治应益气摄血安胎，给其**加味胎元**

饮 10 剂，药用：党参 9g，炒白术 5g，炙甘草 3g，熟地 6g，当归、白芍、杜仲炭（断丝）、艾叶炭各 6g，陈皮 3g，阿胶（烊化）10g。水煎前 9 味去渣，纳胶，融化趁温服用，日 1剂。并每日针补足三里（双）、三阴交（双）、神门（双）。药完停针，症状全消，直至生产，产一男婴，母子健康。

四、肾虚　陈某某，女，26 岁，山东省来农场落户青年，来诊自诉："怀孕后阴道经常出血，腰膝酸软，小腹下坠，头晕耳鸣，肢体疲倦，不愿吃饭，小便频数，夜尿烦多。"详诊之，脉沉弱稍滑，尺脉无力。证属素体肾虚，孕后房事不节，致使肾虚不足以载胎，气虚不足以摄血养胎，故而胎动下血。治应补肾健脾，固气安胎，给其**寿胎丸**料合**四君子汤** 10 剂，药用：阿胶（烊化）12g，续断、党参、茯苓、炒白术、熟地各 10g，桑寄生 12g，菟丝子 24g，砂仁 5g，鹿角霜 6g，甘草 3g。水煎服，日 1 剂。每日针补关元、复溜（双）、肾俞（双）、太溪（双）、神门（双）、三阴交（双）。

五、胎动下血验方二首：

（1）胎动：鲜生地半斤捣烂取汁，煎沸入鸡蛋清 1 枚服用。

（2）胎动下血：阿胶 20g，川芎、当归、青竹茹各 50g，用水 300g，银元 20 块，水煮后 4 味，化胶服之，神效。

第六十三节　滑　胎（习惯性流产）

一、血虚内热　庆丰农场职工段某某，女，30 岁，来诊自诉："前二年怀孕三次，都在三至五个月内流产，第一次在三年前（1982年），流产后受到公婆、丈夫的埋怨，自己也觉得愧疚。后来再怀后全家都嘱咐我行动注意，公婆、丈夫不让我干活，可是不到五个月又流产了，全家人都很懊丧。现在又怀上两个月了，昨天又见到阴门有血，担心再坠，因为前几次流产都是先来经（实非经）后流产。"细诊之，见其身体消瘦，滑而细数滑脉弦，舌红苔少。问知烦躁不宁，少寐多梦，头晕头痛，大便干结，口干不渴。证属素体阴虚，孕后血聚养胎，阴血益虚，虚则生热，热盛损伤胞胎而漏血、胎动不安，下血后血匮乏，难养胎则坠。治应养血清热，给其加味**保阴煎**10剂，药用：生地、熟地、白芍、川断各6g，山药、苎麻根各10g，黄芩5g，黄柏、甘草各3g。水煎服，日1剂。每日针补足三里（双）、三阴交（双），泻血海（双），补关元、太溪（双），以清虚热生阴血。药完停针，诸症大轻，下血已止，不烦躁，二便顺畅，继用上方连服20剂，进行胎检，一切正常。劝其停止服药，安心静养待产，但患妇仍不放心，要求再服几剂，以能保住胎儿，遂给其上方加黄芩5g（合10g），熟地5g（合11g），10剂，到期顺利生一女婴。

二、气血两虚 ××村农妇刘某某，28岁，来诊自诉："经常气短心悸，头晕肢软，已结婚5年，就是载不住孩子。前几年怀孕三次，都三个月左右无故流产，公婆、丈夫都为此愁眉不展，有时埋怨我不当心，可是那次流产，我都没有跌碰损伤，生活起居行动都是小心慢动，十分注意。"细观其面㿠白，神呆精疲，略有恐惧感，脉细弱无力，舌淡嫩少苔。综观其证，属素体气血不足，子脏受风冷，致胎不坚固，给其**卷柏丸**1剂，药用：卷柏、钟乳粉、鹿角胶（捣碎炒黄)、紫石英(煅后研细,水飞)、阳起石(煅后研细粉)、桑螵蛸(炒)、熟地、禹余粮(烧红,用醋淬),上8味各50g,杜仲、川芎、当归、桂心、牛膝、桑寄生、五味子、蛇床子、丹皮各1.5g。共为极细粉,蜜为丸,每用黄酒送服20g,早晚各1次。每日针补足三里(双)、三阴交(双)、神门(双),温灸气海、关元3壮。药完停针,半月后怀孕,继用上方1剂,妊娠期正常生活,胎检一切正常,到期顺利生产。

三、应期而堕 庆丰农场职工冯某某,女,怀孕俩月,来诊自诉:"结婚已四个年头了,前几年连怀孕两次都是在三个月时,无故流产,这次又怀孕俩月,担心再次流产,特来诊治。"观其面无血色,㿠白干枯,精神疲惫,问知还有心悸气短、头晕目眩、耳鸣、纳呆等症状。脉细弱,舌淡嫩苔白薄。全面分析,证属素体气血不足,孕后更为血亏,无力涵养胎儿,遂致胎滑而坠。给其补气益血、调补肝肾之剂**泰山磐石散**料10剂,药用:当归5g,川芎3g,熟地10g,白芍3g,党参、土炒白术各6g,黄芪、续断、黄芩、糯米各6g,砂仁、艾叶炭、甘草各2g。水煎服,日1剂。服药期间忌食桃、李、雀、蛤、鲤鱼。每日针补足三里(双)、三阴交(双)、太溪(双)、复溜(双),灸气海5壮。药完停针,各种症状均减轻,特别是饭量增加,精神体力好转。胎检结果一切正常,遂继用上方加苎麻根30g,连用20天(20剂),药完症状全消,到期产一男婴,母子健康。

四、肾脾两虚 庆丰农场职工孙某某,女,28岁,来诊自诉:"结婚已8年,曾几次怀孕都四五个月时流产,为我怀不住胎儿,全家人都很忧愁。屡孕屡堕,腰酸膝软,头晕耳鸣，精神萎靡，夜尿频多，月经先后无定期，量忽多忽少。"细诊之，面黑而黄，有黯斑，眼眶黯黑，颧黄，左颊泛白，肢体疲乏无力，脉沉迟弱，右关虚缓，舌质淡红发黯，苔薄，观其呼吸短促。综合分析，是证属先天肾精亏损，复因孕后纵欲，而致肾虚不能萌胎，胎元不固；或因劳倦伤脾，脾虚化源不充，统摄无权，以不能养胎和固摄胎元，则所谓"栋不坚固，梁焉得稳，胎终有不坠者"。治当补肾健脾理气，给其**补肾固冲丸**料10剂，药用：熟地15g，菟丝子24g，鹿角霜9g，党参12g，炒白术、杜仲炭、枸杞子、川断、砂仁各9g，大枣5枚，当归头6g，阿胶12g（烊化）。水煎服，日1剂。每日针补合谷（双）、三阴交（双）、足三里（双）、神门（双）、内关（双）、内庭（双）、阴陵泉（双）、太白（双），16穴交替施治。药完停针，诸症减轻。经用上方10剂，半年后怀孕，多次胎检正常，到期生产。

　　滑胎用药加减原则（据临床体会）：

　　（1）下血多减当归、川芎，加阿胶、艾叶炭以养血止血、安胎。尿频加益智仁、乌贼骨以止尿。

　　（2）小腹坠甚加升麻，重用党参。

　　（3）恶心呕吐加砂仁。

　　（4）孕妇劳累过度猝然下血另服大举元煎（党参、山药、山茱萸、熟地、杜仲、当归、枸杞子、炙甘草）。

　　防治滑胎神方四首（怀上即服）：

　　（1）杜仲炭（断丝）80g，川断（黄酒浸透晾干）20g，生山药60g。以上3味制成极细粉，煮大枣熟透去皮核，捣泥和药粉为丸，分成16丸，每晚临睡前白开水送服1丸，每剂为1疗程。停3天后接着服，连服3剂。能防堕胎，用苎麻根30g煎水送服更好。

（2）党参、川断、生地、杜仲炭（断丝）、菟丝子、糯米（包煎）各12g，黄芪15g，当归、黄芩、白术、白芍各9g，桑寄生10g，川芎、炙甘草各15g，砂仁（后下）3g。水煎去渣，取汁烊化阿胶15g，温服，日1剂。15剂为1疗程，一般孕妇3个疗程可保住胎。

（3）上（2）方加苎麻根100g，共16味，为极细粉，化阿胶为丸，每日服30g，每饭前10g，白开水送服。自怀孕之日起服，保证不流产。

（4）黄芪、吴萸、干姜、人参、炙甘草、川芎、白术、当归、生地各60g，9味制粉，清酒送服20g，日1次。

结语：堕胎之证，症状虽多，在治疗时总以补气养血固肾为主。屡孕屡堕者，应在未孕之前调治。一般在堕胎后的一年内，不宜复孕，以免重损冲任。一年后若再次复孕，则应治疗结合安心静养，忌房事，戒劳役。

第六十四节　胎位不正

庆丰农场场部机关干部陈某某，女，28岁，来诊自诉："怀孕已七个多月，胎检发现胎位不正，医生说是因孕后受惊影响胎儿生长、胞胎的运转，但没有很好的治疗方法，来找中医治疗。"细诊之，其面红隐青，脉滑沉，舌红润苔白，问知二便正常，饮食起居无啥不适。据证给其疏气导滞之品，用**保产无忧方**10剂，药用：当归、川芎、白芍各5g，

炙黄芪、厚朴各 3g，羌活、枳壳、艾叶、甘草各 2g，生姜 3
片，荆芥穗、川贝、菟丝子各 3g。水煎服，日 1 剂。每日用
艾条悬灸双侧至阴穴，早晚各一次。药完停灸，进行胎检，
结果有所改善，继用上方 10 剂，灸治 10 次，进行胎检，结
果正常，按期顺利生产。

第六十五节　过期不产

一、血虚　××村农妇魏某某，28 岁，来诊自诉："从
怀孕到现在已超过 42 周（按末次月经计算），没有一点分娩
征象，周身疲乏无力，胸腹胀闷不舒。"细诊之，观其面色
萎黄，舌淡苔薄，少气无力，说话音低气馁，肚腹膨大如
箕，脉弦滑沉弱无力。证属气血两虚，血虚则子宫濡润不
足，不能滑利，则所谓"无水难舟也"，胎儿难以转身。血
为气之母，血虚则气滞，气血运行不畅即无力送胎下行，故
而不产。治必补血行滞，方用**补血行滞汤** 10 剂，药用：当
归、熟地各 10g，川芎、白芍、紫苏各 8g，砂仁、桃仁
（炒，去皮尖）各 5g，香附、枳壳各 6g，生姜 3 片，大枣 3
枚。水煎服，日 1 剂。每日针补三阴交（双）、合谷（双）、
足三里（双）、血海（双）、气海、膻中（沿皮向上刺）。服
药 7 剂、针 5 次则顺利生产。

二、气虚　××村一农妇挺着大肚子来诊自诉："已怀
孕八个月，还没一点生孩子的征兆，头晕目眩，心慌自汗，
小肚子坠得慌。"细观之，孕妇面无血色，㿠白干枯，气短
懒言，脉沉细软若丝，舌淡苔白。证属素体虚、气弱，虽妊

娠月足，无力送胎下行，故而逾期不产。治应大补元气，促胎外出，给其**保元汤** 10 剂，药用：黄芪 30g，党参 25g，炙甘草 10g，怀牛膝 8g，枳壳 10g。水煎服，日 1 剂。每日针补合谷（双），泻三阴交（双），补气海、膻中（二穴沿皮针尖向上刺）。药完停针，两天后顺利生产一男婴，虽显瘦小，母子无恙。

第六十七节　遍身瘙痒

一、风热　庆丰农场职工任某某，女，26 岁，来诊自诉："怀孕已仨月，全身皮肤瘙痒，抓痕丘疹，身热口渴，喝水多，有时还有点怕冷，便秘，小便短黄。"见其四肢、脖、项抓痕鲜红，脉浮滑数而无力，舌红苔黄薄。证属素体阳盛，受风热外邪侵袭肌表，风热与血相抟而致。治应祛风清热，利湿解表，给其**荆防清热汤** 10 剂，药用：防风 10g，黄柏、连翘各 8g，生石膏 15g，苦参、黄芩、蝉衣、升麻、白鲜皮各 6g，荆芥 8g，大黄 5g（后下）。水煎服，日 1 剂。每日针泻曲池（双）、风市（双）、血海（双）。外用地肤苗 500g，煎水半盆趁热洗澡，洗后盖被子令出汗。药完停针，症状全消。

二、血热　庆丰农场职工申某某，女，28 岁。来诊自诉："怀孕后遍身瘙痒，皮肤出现红斑丘疹，烦躁不安，口渴喜饮，咽干，大便秘结，小便黄短而频。"细诊之，脉细滑数，舌红绛，苔薄黄，面色如醉。证属感受热邪，侵入营血，血热外蒸皮肤而发痒。治应清热凉血，祛风解毒，即所谓"治风先治血"，给其**凉血消风散** 10 剂，药用：生地 10g，生石膏 15g，白茅根 8g，金银花 9g，白芍 8g，玄参 8g，知母 6g，荆芥、防风、牛蒡子各 8g，升麻 6g，甘草 3g。水煎服，日 1 剂。每日针大椎、曲池（双）均用透天凉手法，祛风清热，膈腧（双）、血海（双）、委中（双）用泻法以祛湿毒清血热，足三里（双）、三阴交（双）补之健脾和胃养血。药完停针，诸症悉除，继用上方加大黄 8g（后下），继服 7 剂，直至生产瘙痒未再复发。

三、血瘀　庆丰农场职工代某某，女，26 岁，来诊自诉："怀孕后全身皮肤瘙痒，心情烦躁，抓挠不解，难以忍受。"细诊之，见其遍身紫斑、丘疹，舌红有瘀斑，脉弦沉涩。证属素有肝气不疏，孕后气血停滞，瘀则生热，热极生风，感受风邪，内外风邪淫于肌表而导致瘙痒。治应养血化瘀，消风止痒，给其**养血消痒饮子** 10 剂，药用：熟地、赤芍、白芍各 8g，丹皮 10g，桃仁（炒，去皮尖，捣泥）、红花各 6g，牛膝、首乌、炮山甲各 8g，当归、土炒白术、杜仲炭各 10g。水煎服，日 1 剂。每日针泻血海（双）、三阴交（双）、曲池（双）、天枢（双）、中脘（双）、内庭（双）、解溪（双）（交替施针泻）。药完停针，症状全消，彻底痊愈。

第六十八节　白带多

庆丰农场商店职工刘某某，女，27 岁，来诊自诉："自从怀孕后一直白带特多，色白质稀，不愿吃饭，常觉胸腹胀满。"诊之，脉沉滑，舌淡苔白。证属素体脾虚，运化失司，胞虚宫寒，寒湿凝滞，伤及冲脉带脉。治应温补脾肾，给其**加味六味地黄丸料** 10 剂，药用：熟地、茯苓、怀山药、菟丝子、山萸肉各 10g，薏苡仁 15g，丹皮、黑豆各 6g，泽泻 8g，大枣 5 枚。水煎服，日 1 剂。每日针补阴陵泉（双）、太白（双）、三阴交（双）、气海、关元（向上刺）、带脉（双）。药完停针，白带逐渐减少。

第七章　疑难杂症

第一节　更年期的耳鸣不安，失眠证治验

宋某某，女，49 岁。1992 年 7 月的一夜突然激烈的悸动，无其他毛病。后来偶然发作，火气上升，不安失眠，烦躁多疑，一天内多次身体变热流汗。有时还大便秘结，月经已停半年未来。是证乃属更年期证状。脉数，舌红，苔黄。**给其黄连解毒汤** 7 剂。药用：黄连 3g，黄芩 9g，黄柏 3g，栀子 4g。水煎服，每日 1 剂。服药期间忌食猪肉、辛辣食物。服完后感觉头脑清爽，非常舒服，即停止治疗。但在半年后又有发作，因感情高昂而引起血压激烈变动。继续服用上方 10 剂，身体健康精神饱满。性情急躁，火气大好发脾气的毛病没有了，疑神疑鬼的毛病也不再出现。食欲大增，二便正常，睡眠安稳，每夜能睡八个多小时。耳鸣现象在十天半月内偶有一次，但几分钟就恢复正常。此病彻底痊愈。

第二节　尿闭症治验

白某某，女。于 2000 年 9 月领其家属前来就诊。代诉：其妻正在妇产科医院，因子宫肌瘤手术切除后，出现排尿困

难。见到她手中还提着导尿管和瓶子，全身浮肿严重，按之陷指，面色萎黄，精神倦怠，脉象虚软。因服几天利尿药无效，楼上主治医生同意下来到中医科治疗。细辨是证为肾气不足，膀胱气化失常之癃闭症，治宜补益肾气。给其**肾气丸**料 5 剂。药用：熟地 16g，山药 8g，茯苓 10g，萸肉 8g，泽泻 6g，丹皮 5g，附子 5g，肉桂 3g。水煎服，每日 1 剂。每日针下复溜、上三阴交，第三天即顺畅排尿，为善其后，令其将药服完。

第三节　半夜口干治验

姚某某，女，52 岁。于 1997 年 8 月间来诊。自诉从去年得过一次重感冒，住院治疗半月出院后，每睡到凌晨一点左右，口渴咽干，舌头干涩无法转动而渴醒。饮水一杯或不饮水，都要到四点之后，才能口生津液安然入睡，直至天明起床。再无其他症状。每天如此。经多位医生诊治，中西药吃过半年，毫无效果。

诊其脉弦，左关尤甚。舌质红，苔薄微黄，少津。二便、饮食都属正常，细思之，子时胆当值，丑时肝当值，正是阴阳交替之时，阳气未复阴气将尽之时，枢机不利病在少阳，阴阳逆乱，故而不生津，给予调和阴阳之剂——**小柴胡汤加味**：柴胡 12g，黄芩 10g，党参 10g，制半夏 6g，甘草 6g，大枣 5 枚，生姜 10g，天花粉 10g，麦冬（去心）10g。水煎服，1 日 1 剂。头一天夜里就有好转，不到三点就生津安睡至天明，服到 3 剂，不再有干渴之感而整夜安睡。5 剂服完迄今八年未再复发。

第四节　脱发

潘某某，女，24 岁，未婚，是个肤色白皙的俊俏美人。半年后将当新娘了，男友是高中时的同班同学，长的很帅，恰似一对金童玉女。于 1993 年 5 月男友领着潘某某来诊。自诉：饮食，二便，月经都很正常，除常觉脚冷，脐上悸动外，并无哪儿不舒服的感觉。只是每天早晨梳头时，掉一大把头发，已经十多天了。患女说："这样长久下去，我不就成了秃子。"神态很是懊丧，细诊其脉，虚弦中空，有似芤脉，舌淡无苔。腹诊：脐上有悸动，心下无抗力，左胁下有水声，下腹左侧筋紧张，谈话中得知，患女家中有两个哥哥两个姐姐，她是"小五"。父母拿她当宝贝疙瘩，从小娇生惯养，生活散漫娇气十足，在家说一不二，并有洁癖，爱美。半年后要离开这个家，到婆家生活，更何况父母都是农场职工，而公婆都是场部处级以上领导干部。虽说与男友感情很好，但婚后能否生活融洽！精神有些紧张，经常忧心忡忡。

综合情况，潜心推敲证情及治疗方案。忆起恩师矢数道明说过："**桂枝龙骨牡蛎汤**，以体格并不强壮、神经质、容易疲劳、容易兴奋、脚冷、悸动、尿频……为目标。"的教授。即决定给其用桂枝、白芍、生姜、大枣各 12g，甘草6g，生龙骨、生牡蛎各 9g。7 剂，1 日 1 剂。煮药时，先以水 2000ml，煮龙牡至水剩约 1500ml 时放入其他五味药再煮至 1000ml 停火去渣，每晚临睡时温服。服完 7 剂药停了三天，复诊时说到效果很好，今天早晨梳头只掉了一小撮头发，效不更方仍用原方继服 7 剂。每天上午针神门、三阴交、太冲、复溜，以缓解其精神紧张。并嘱其男友多陪她谈心，勾画婚后美好生活。第二疗程的药用完后，晨起梳头只见数根。小两口非常高兴，接着又开 7 剂，只用了 3 剂就不再掉头发。劝其停药，前后不到一个月，掉头发的病彻底痊愈。女患唯恐旧病复发，再求一方。随处以前方加茯神 15g，知母、川芎、钩藤、炒枣仁各 9g，远志 5g，隔日 1 剂，水煎方法照前。共服 10 剂停药。

春节时小两口到我家拜年，见其红光满面精神焕发，身体健康。

第五节　脸发烧耳痛治验

庞某某，女，大学生。于 1995 年的元旦后来诊。说是慕名而来，病已经治了九个多月了，辗转五个大医院，都不见分毫效果。听说我治好了不少疑难病，特来求治。自诉：饮食、二便都正常，唯独脚冷时常如穿冰鞋冰袜，经前两天少腹冷痛，见经痛止，右耳疼痛难忍，脸发烧，感觉火往上冲，头上似戴头盔。望诊：面如重枣，似乎酗酒大醉，触摸其腮感到冒火、灼热烫手。脉弦数洪大，舌红苔黄厚。但精神尚好。回忆临床数十年来，第一次遇到此种证候。仔细推敲其证状、脉象，应以血热血瘀为目标，治以清血热解血毒为治则，首先给予**苓桂味甘汤** 7 剂。茯苓 12g，桂枝 12g，五味子6g，甘草4g。水煎服，1日1剂。治疗期间忌食生葱、生蒜、鱼类、醋类。

元月十日复诊，患女面色粉红白嫩，非常高兴，自诉一切症状全消失。劝其回家注意生活调养。患女恐日后旧病复发，再求一方回家服用。遂给予**苓桂味甘汤**7剂，药用：茯苓12g，桂枝12g，五味子6g，甘草4g。水煎服，隔日1剂。又考虑到清血分热毒非朝夕之事，必须从长远计，遂又给其**温清饮**7剂。当归10g，白芍10g，生地10g，川芎6g，黄连10g，黄芩15g，黄柏10g，栀子10g。水煎服，隔日1剂。两个方子交替服用。

当年春节，特来拜年，言道自从吃完那14剂药后，身体健康，饮食增加，精神愉快，学习成绩也比前一年好多了，就连经前少腹痛的小毛病也没了。

第六节　摇头步不稳治验

丛某某，59岁。1995年7月来诊。自诉：年轻时心脏不好曾住院治疗痊愈后，数年身体健康，直到现在生活起居，饮食，二便一切都很正常。唯独不自觉的左右摇头，精神紧张时摇动得更厉害，（走路脚不稳）曾在医院住院，服用治疗动脉硬化的药毫无效果。血压也不高，望其舌红苔微黄，脉弦数，细心琢磨其症，属肝风内动，上扰清窍所致，决定给其**抑肝散加味**，药用：当归9g，钩藤9g，川芎9g，白术12g，茯苓12g，柴胡6g，甘草5g，白芍10g，厚朴10g。水煎服，日1剂。服用半月后，面带笑容，与丈夫同来复诊，说道，服药十天头就不再摆动，服完药，走路稳，一切症状消失，问是否再服几剂以防复发。给其**人参养荣汤**3剂。党参10g，白术15g，茯神20g，炙甘草5g，当归10g，白芍12g，生地12g，黄芪15g，桂枝10g，陈皮10g，五味子5g，远志5g。水煎服，每日1剂。

第七节　头和脸部瘙痒眉发脱落

耿某某，女，40岁。约十年前开始头和脸瘙痒发热，毛发掉得很厉害，两年前抽搐似的奇痒。维持治疗数年，现医诊断为脂溢性脱毛症。给服副肾荷尔蒙剂，数年无效，院长命其到我中医科诊治。其脉洪数而涩，脸红如醉，自诉：有膀胱炎，一个小时小便一次，月经二十三四天来一次，微黑紫，有似鸡肝之软块，带少色黄，经常感到口渴，但喝水不多，每次渴时只喝一两口。腹胀便秘，仔细琢磨此症，属血热久瘀而致，给予**温清饮加味**，药用：当归、生地各12g，白芍、川芎、黄芩各9g，栀子6g，黄连5g，大黄3g（后下）。水煎服，1日1剂，连服7剂后复诊。其夫与其同来，服药五天，一切症状好转，脸不发热也不痒了，其夫悄悄告诉我，患妇服药前阴毛每天脱落很多，现在不脱了。小便也五六个小时一次，脸部不再发痒，大便一天一次，便时顺畅。又给上方减大黄至5g，连服7剂。半年后领其妹来诊。说到她的病情，从停药后经带、二便都很正常，身体健康。

第八节　右上下肢疼和左脚疼治验

一、耿某某，女，28 岁。于 1993 年 5 月 10 日来诊。自诉：多发性神经炎，在哈尔滨住院治疗，曾经三家医院三年时间效果甚微。最近右臂右腿疼痛加重。大便 1 天 1 次，月经正常，面色苍白，神疲体倦，精神萎靡不振，常感睡不醒。痛时先从下肢起，再蔓至上肢，疼痛难忍，寝食不安。诊其脉涩滞沉紧，唇紫舌暗红。给其：桂枝 15g，白芍 10g，大枣 3 枚，生姜 15g（切片），甘草 6g，白术 10g，茯苓 10g，附子 2g（先煎 10 分钟）。水煎服，7 剂，日 1 剂，服后盖被出微汗，连服 7 剂。5 月 20 日复诊，各种症状均有改善。效勿更方，继给上方 7 剂。6 月 15 日三诊，患有一切症状消失，精神饱满，面色红润。自诉：食欲增加，能吃能睡。

二、耿母田某某，59 岁。半年前开始左脚疼，晚上睡觉常因左脚疼醒，就再无法入睡。平时感到胸内有压迫感，不愿吃饭。每到傍晚时（申至酉）头痛，耳鸣得厉害。一天大便一次。诊其脉左尺虚甚，右尺微弱，舌淡，苔薄白，给其熟地 120g，山萸肉、山药各 60g，泽泻、茯苓、丹皮各 45g，桂枝、附子各 15g，共为极细粉，炼蜜作 30 丸。每日 1 丸，临睡白开水送服。一料用完后疼痛减轻，食欲大增。继用上方一料，脚疼痊愈，身体健康。

第九节　眼睑下垂症治验

　　唐某某，女，49岁。身体健康，食欲二便正常，唯独左右眼睑下垂难受。在眼科治疗半月无效转我中医科。前两年曾治一例，左右眼睑下垂比这位严重，非用手指撑住，则看不见路。给她用抑肝散加味，服药月余而愈。无任何不良反应，而且愈后两年未再复发。遂给其抑肝散加味10剂，日1剂，水煎服。药用：炒白术、茯苓各12g，当归、钩藤、川芎、白芍各9g，柴胡6g，甘草5g，白芍9g，厚朴9g。服完后症状见轻，继服10剂而痊愈。

第十节　定时呕吐治验

　　于1999年5月本院内科主任来诊。自诉：从3月末因女儿婚事，与亲家母大吵一顿后，先觉右胁下有一股气上冲咽喉，进而烦躁、恶心，片刻呕吐骤作。并每在夜半一时呕吐一阵黎明尚止。到晚上19时又呕吐一次。其余时间一如常人。X光提示食道及胃通过良好，无异常，血常规正常，曾用多种西药口服、静注、点滴，西医的方药用遍，时经50余日未停治疗，但毫无疗效，故来求中医想方。观其形体已日渐消瘦，精神不振，面色晦滞，嗳气不爽，口苦咽干（特别是吐后），胸胁胀满。脉弦紧涩滞，舌淡苔黄。细心琢磨是症：子丑之时为肝胆当值，症属肝胆气滞经气不通；辰巳之时为脾胃当值，木郁克土，升降失常故而呕吐，胃气上逆故而嗳气不爽。治则应以调和肝胃，疏肝而宣通经气。给其：柴胡12g，黄芩10g，党参10g，枳壳10g，半夏15g，甘草3g，生姜5片，大枣12枚，吴茱萸8g。3剂，水煎服，日1剂。当时院长陪其来诊，院长说："先给拿1剂吃吧！"（因为院长和杨主任都是西医，对中医了解甚少，听了我和他们分析病理的话，如入云雾，对于疗效如何，更是半信半疑，才说先吃1剂，试试），服药后当夜没吐，到晚上7点（19时也没有再吐），翌日上班后杨主任先到中医门诊，见到我像报喜似的告诉了我，并拿走了剩下的两剂。服完3剂药，呕吐停止病告愈。全院西医会诊两个月都没治好的病，在中医科一个星期治好了，传遍了全场。

第十一节　吃饭见点油星就吐治验

郭某某，女，44岁。于1993年5月来诊。自诉一年前患十二指肠溃疡，心下部及背部疼痛。饭菜里略有一星点的油，吃了就吐。疲倦时心窝痛，大便三天一次，月经正常。昨夜起右下腹抽痛，水泡连成带状绕到背部，形成带状疱疹。脘胁胀闷，烦躁善怒，上逆作呕。其脉弦数，舌紫无苔。是症应是肝气犯胃。遂给其**五苓散**5剂。药用：泽泻12g，猪苓、茯苓、白术各9g，桂枝6g。水煎服，日1剂。并在每天上午针泻肩髃、曲池以平肝降气。中脘、足三里调中和胃，内关以开中气。

此患在西医处治疗呕吐已半年，但毫无疗效，只用5剂五苓散，配合针治不到一星期豁然痊愈。莫说西医部同仁感到惊奇，就连我自己也未料及好这么快。

第十二节　顽固性不寐症治验

梁某某，女，42岁。失眠四年多，近年来病情加剧，甚至彻夜目不交睫。患者四年前，正值产期之中，与亲戚争吵，恚怒引起通宵失眠，后来常常犯病。开始服安眠药还能睡上3~4个小时，后服药也无济于事。曾到大医院诊治，都毫无效果，患者已丧失治疗信心。最近一年病情加剧。冀以过度疲劳来达到睡觉的目的，结果适得其反，更加难睡，彻夜不能合眼。慕名前来试治。细心诊查：患者形体肥胖，肤色晦暗不华，眼泡浮肿，睡眼惺忪，红筋攀睛，精神颓唐近似呆滞。一经追询病史则娓娓不绝，情绪无常。自述：胸胁满闷，善太息，肌肉瞤动，头昏身重，转侧困难，大便稍干，纳差。脉细弦数，舌苔黄白相间微腻。查阅其以往病历上的用药情况，有温胆汤、加味归脾汤、酸枣仁汤、柏子养心丸、天王补心丹等都没有丝毫疗效。仔细琢磨是症，如果不看病例，我也可能运用上述中的某种方剂。但既然套方罔效，只有另辟蹊径。细思病因由于恚怒而病，肝气怫郁胆气不宁，肝胆内寄之相火妄升，心神受扰，魂不守舍，神不安宅，才引起失眠。肝失疏泄，脾失健运，水湿不化，湿被郁火熬煎而成痰，痰随气上而扰乱神明，是其病源。遂给予**柴胡加龙牡汤**以探病情。药用：柴胡9g，生龙骨、生牡蛎（先煎）各15g，大黄（后下），桂枝各6g，朱茯神、赭石各

15g，竹沥拌半夏9g，党参9g，远志8g，生姜3片，大枣3枚。5剂，水煎服，日1剂。并针泻神门（双），丰隆（双），内庭（双），以清降痰火，和胃安神。丰隆、通里、胃俞，豁痰调胃、清心安神。

5剂药服完，一星期后，患者高兴地来，说现在每夜能睡三个钟头。胸胁宽畅、情绪安定，不再头昏，头脑清亮。白天头脑清明，精神饱满。既见效，停针刺照前方又加炒酸枣仁10g，继服10剂后复诊：两眼泡也不再浮肿，但脉、舌无甚变化。睡中少有惊动即醒。考虑到病已久远，身体已虚弱至极，好生滋养才能巩固疗效。又给予悦脾养心之剂，再服半月，药用：太子参、茯神各10g，山药、百合、夜交藤各15g，合欢皮、龙齿各12g，麦冬、炒枣仁、远志各9g。水煎服，日1剂。个把月之后到场部办事，专门拐到中医科告知，自从用完那15剂汤药之后，每到晚上9点（21时）准时睡觉，凌晨6~7点才醒，饭量也比以前增加了，精神饱满，乐观。四五年的顽疾，不到一个月彻底痊愈了。

第十三节　重症肺炎治愈

患者，女，13岁。于1981年5月来诊。该女孩因肺炎持续高烧数日，因用强效消炎药滴注，高烧已降至37度。但元气已衰，不愿吃饭，口干欲饮，拿来汤水反不愿喝。颜面色青，朦胧似睡，时而烦躁，且呻吟，如抽搐哭泣。细诊其脉浮细而数，尿频（在诊断时如厕三次）。详细推敲是证，乃里寒阳虚之重症，非用温里寒以补虚，又温表寒以促进新陈代谢，强心之剂不能起效。遂给其**四逆汤**5 剂。药用：甘草 6g，干姜 4g，附子 2g（先煎 20 分钟）。5 剂，日 1 剂，分早晚两次服用。服药期间忌食鲤鱼，三天后前来复诊，其母说："吃完头一剂药，女儿就要吃饭，每顿都能像没病前吃得多。精神好转，能和小伙伴一起玩耍、说笑。吃完 3 剂药，和正常儿童同样精神。剩下两剂药还吃不？不吃能不能除病根？"遂让其留下两剂药又给其**人参加减十全大补汤**3 剂。药用：党参 8g，炒白术 10g，茯苓 5g，炙甘草 3g，当归 10g，炒白芍 8g，熟地 8g，桂枝 6g，黄芪 10g，陈皮 8g，远志 5g，五味子 5g。水煎服，日 1 剂。以善其后，而补其久病之虚。

　　病愈后学习成绩优秀，暑假考上初中，其母亲领其到诊所致谢。三个大医院没治好女儿的病，时经半年花钱数千元。在此只花十几元就治好了。全家人都很感激，特来代表全家以表谢意。

第十四节　高血压与贫血症治验

　　患者，女，60 岁。于 1981 年 5 月来诊。望其面色苍白无华，身瘦如柴，主诉周身疲乏，肩酸痛，晚上只能睡三四个小时。最近几个月血压升高，医院检查为 180/100mmHg。每天要吃降压西药，否则头晕难受。已有半年不能离药，深感痛苦。对其脉象舌苔细详诊断后给其**八物降下汤**7 剂，药用：当归、白芍、川芎、生地各 15g，黄柏 8g，黄芪 12g，钩藤 12g，杜仲炭（断丝）12g。水煎服，日 1 剂。服完药三天后复诊，血压降至 150/90mmHg，周身疲乏感减轻，停服西药已五天，不再难受，精神好转。效勿更方继给上方 10 剂照前法服用。药用完后到医院检测血压，降至 130/80mmHg。精神焕发，饮食增加，顽疾告愈。县医院内科医生到诊所多次，探讨治疗法则。

第十五节　流泪症治验

患者，女，21 岁。于 1963 年 8 月就诊。无故流泪，回避于人。在诊室就诊时一边说话也是泪流不止。在某医院眼科诊断为远视与结膜炎，曾治疗月余未效。见风时或遇冷风则更加严重，冬天比夏天严重。另外还说常有口渴，失眠，下痢现象。然而下痢后反觉精神爽快。余细诊其脉：左关尺虚微无力显数，舌淡苔黄薄，经常以泪洗面。给其**越婢加术汤** 10 剂，日 1 剂，水煎服。药用：麻黄 6g（先煎，去沫），生石膏 8g，大枣 3 枚，甘草 2g，白术 4g，干姜 2g。针补三阴交（双）以益肝肾、补精血；肝俞、复溜、太溪（均双穴）以养阴明目；针泻合谷（双）、行间（双）、光明（双）、攒竹（双）、风池（双）宣散郁热以祛风。药汤每日 1 剂，针刺隔日一次，十八个穴位交替施治。药完针停，略有好转。不见风就不再流泪，口渴，下痢都比前轻多了。效勿更方继续月余，没再流泪，病告痊愈。翌年结婚，精神饱满，身体健康。五年后再次因产后病求诊，问到流泪病时，从治愈后一直未曾复发。

第十六节　顽固性惊悸不寐治验

（心脾两虚所致早搏）

李某某，女，30 岁，农民。1991 年因不寐，惊悸，在市医院诊为：心脏功能性早搏。经中西医治疗，住院 20 多天无效。其丈夫心急，没等点滴打完就要求出院。于 4 月 15 日到我中医科求治（刚出院两天）。主诉：心悸年余。遇有悸恐心慌心跳得厉害，伴有不寐且疲劳时更甚，健忘，食欲不振，倦怠乏力，面色苍白，消瘦，舌淡苍白，脉濡而结。余细心分析：肌肉消瘦，纳善，体倦，脉濡是脾胃气虚之症（征），面色苍白，心悸，不寐，健忘，脉结，舌淡是为心血不足之征（症），综合辨证，显而易见是心脾两虚。应以补气健脾、滋养心血、养心安神、行血通络为治则。给其**加味归脾汤** 7 剂。水煎服，每日 1 剂。药用：人参 12g，黄芪 30g，炒白术 12g，当归 12g，炙草 9g，朱茯神 12g，远志 9g，炒枣仁 15g，广木香 6g，圆肉 12g，鸡血藤 30g，夜交藤 30g，合欢花 12g，生龙骨 9g，生蛎牡 9g，生姜 3 片，大枣 5 枚。临睡时温服。每日上午针灸（补）三阴交（双）、神门（双）心俞（双，只灸不针）。

4 月 23 日复诊，自诉：现在每晚能睡 6 个小时（比服药前多睡两小时），心悸明显好转，情绪乐观，吃饭量虽小但不再厌食，舌微红，苔薄白，脉濡，似有瞬间软迟现象，效不更方，遂用上方 10 剂，水煎 2 剂，每日 1 剂，其余 8 剂制细粉，蜜丸，每日临睡前服 20g，白开水送服。停止针灸。

于 1993 年领朋友来诊。说到其病情，服完药丸后一切症状消除。身体健康，情绪乐观，已怀孕四个月，请求诊断胎儿性别。对其细讲政策，婉言谢绝。

第十七节 不寐与梦魇治验

姜某某，女，35 岁。于 1980 年 7 月 8 日来诊。已婚 8 年，结婚当年开始失眠，百治未效，悲叹寡欢，面色苍白，体瘦而衰，现医检为胃下垂，两年前发生顽固性耳鸣，被不寐和耳鸣折磨的想死。是患症少见。每夜都是已有睡意，刚欲入睡则作恐怖噩梦而梦魇。各种恐怖场面依次展开，连续不断被阎锡山的兵追赶，有时被捕捉，因此惊醒，则再也睡不着了。曾在县医院、省医院治疗数载均未见效。后加入佛教，常与教友诵经祝祷，还是每夜不服安眠药就难以入睡。详诊之，腹软，脉弱，舌淡，苔白薄，唇无血色，一派虚像，遂给其**温胆汤**加炒枣仁、黄连 7 剂。药用：半夏 10g，黄连 3g，陈皮 6g，甘草、竹茹各 4g，枳实、干姜各 2g，茯神 10g。水煎服，每日 1 剂。并每日上午针补足三里、合谷、三阴交、神门，针泻丰隆、天枢。药服完症状好转，不再耳鸣，每夜睡 4、5 个小时也不再惊醒，饭量大增，精神焕发。夫妻俩都很高兴。

效勿更方，继用上方 10 剂，服法照前。停止针刺，半月后前来复诊，身体健康，月事正常。于 1981 年春节后因断经前来求诊，细诊其脉，乃怀孕月余。夫妻高兴而归十分满意。7、8 年的顽疾不到俩月就痊愈，余也感惊奇。

第十八节 灼热症治验

陈某某，女，45岁。于1980年5月18日来诊。自诉：于8年前出现易疲劳，咽喉肿痛，眼球充血，最难忍受的是浑身发烫，其感觉就像进入溶铁炉中，全身深红，犹如水汤烫过。此灼热感起于疲劳之后，多则每月发生3～4次，经常为此症苦恼，经太原省医院住院治疗三次，回家不到半月即复发。去年又做了宫肌瘤手术，卵巢亦切除。此后灼热感发病更频。细诊之：脉洪数，舌红苔黄，脐下至下腹部有抵抗压痛，为有瘀血之故，给其**桂枝茯苓丸**料5剂。药用：桂枝10g，茯苓15g，丹皮8g，赤芍8g，桃仁（炒，去皮尖）10g，三棱5g，莪术5g。水煎服，每日1剂。服完后毫无效验。仔细推敲脉证现一派瘀热症候，欲用黄连解毒汤以清热泻火解毒，但又考虑到切除子宫卵巢不久，经脉虚损，手术大伤气血，需温补气血，故以养血解毒之**温清饮**7剂。药用：当归、熟地、赤芍、川芎、黄连、黄芩、栀子各15g。水煎服，每日1剂。每日上午针泻通里（双）、神门（双）；下午针灸补三阴交（双）合谷（双）神门（双）。至六月初五7剂药服完，觉浑身清爽，食欲大增，咽喉清净顺畅。停止针灸继服上方10剂，数年之灼热感彻底清除。一年后走访，此症未再复发。

第十九节　胸痹治验（兼高血压）

孙某某，女，56 岁，职工。已提前退休，素有高血压史，平时血压 190/110mmHg，体胖多痰。1992 年 6 月 2 日，因胸前区骤痛，牵连及背，胸部堵闷憋气，出冷汗。经心电图检查诊断为"心肌梗塞"。经西医治疗，症状稍有见轻，但胸闷、憋气、疼痛仍未除。患者丈夫性急求愈心切，要求中医治疗。余往住院处诊见患者胸部作痛，憋气胸闷，头晕心悸，每觉有气上冲时胸疼加剧，冷汗淋漓，憋闷欲死。舌质胖淡，苔白而腻，脉沉结代。细心琢磨，此乃心胸阳虚，寒湿痰饮停聚，水气上冲，胸阳被阻，而阴盛阳微，邪正相搏，引起胸痹心痛。胸阳不损而憋闷，清阳不升故而头晕。治宜温阳通脉，宣痹化饮。给其**加味苓桂术甘汤** 10 剂。药用：茯苓 25g，桂枝 20g，土炒白术 30g，参须 12g，葛根 30g，石菖蒲 12g，郁金 10g，白芥子 15g，炙甘草 10g。水煎服，每日 1 剂。服药三天即痛减气平，闷除头清，又加刺申脉穴，每日 1 次。余药每剂加丹参 20g，继续照前法服用。

10 剂药服完，停针。胸痛止，气平，头清，诸症皆除。血压 130/80mmHg，心电图检查一切正常。细思之，此症正是仲圣所论之"阳微阴弦"之旨，故而苓桂术甘汤加味温阳通脉、宣痹化饮而收良效。针刺申脉以降血压。

第二十节　搓闪腰痛治验

　　1991 年 11 月份我刚应聘到庆丰医院中医科门诊上班第三天。在诊室隔离玻璃见到从爬犁上搀下一老妪，身子和腿都不由自主，两个女青年搀扶进门诊大楼。不到两个小时来到我的诊室。女青年代诉：我们是北边（五里外）村子东风镇的，妈妈 64 岁。今天上午挪动酸菜缸，扭伤了腰岔了气，疼的不能直腰，略一行动则疼得要命。刚到西医门诊打了止痛针"封闭"不管用，仍是不能直腰站立，必须有人搀扶才能站稳。经四诊，扭腰前身体健康，饮食起居、二便均正常，脉缓稍涩，舌质淡红，苔薄白而润。断无它疾。遂让患妪端坐床上，两手扶膝，用毫针在左手背两个"腰痛点"（手背面，当伸指总肌腱的两侧，腕横纹下一寸，两侧各一穴）刺入半寸，同时捻转提插，让患者向右扭腰活动后留针，又在右手背施针让其向左扭腰，施术数次后留针。五分钟后让患者带着针站立，两个女儿上前搀扶，被我制止。站起，坐下一连五次都行动自如，遂起针。让患者自己在诊室走动，有意的扭腰晃臀，行动自如，两个女儿开心大笑，特别高兴。引来各科门诊医护人员，都来看稀罕。

　　细思之，因为气血不足引起岔气，需要补气养血才不致再度复发。为善其后给其**十全大补汤** 5 剂。药用：炙黄芪 20g，党参 20g，桂枝 15g，炒白术 20g，茯苓 10g，炙甘草 5g，熟地 20g，当归 15g，白芍 15g，川芎 8g。水煎服，每日 1 剂。

第二十一节　鹅掌风治验

一、刘某某，女，26 岁，教师。饮食、二便、经带均正常。唯每春季、夏季先是手掌心发痒，继而脱落白皮，手心枯槁燥裂，层层泛起，任其脱上俩仁月不治则愈，已连续数年。听说关里来了老中医，特来求治。经详细诊断后给其祛风地黄汤 5 剂。药用：生地 6g，熟地 6g，白蒺藜 5g，知母、黄柏、枸杞子、怀牛膝、菟丝子各 3g，独活 2g，食盐一撮。水煎服，每日 1 剂。服完药，皮不再脱，燥裂血口不痛了，逐渐愈合。并嘱其明年初春用鸽粪一捧，白雄鸡粪一捧，炒黄焦，水煎洗手三五日（勿入口）。5 年后随访未曾复发。

二、李某某，女，58 岁，退休职工。于 1996 年 9 月 15日来诊。自诉：手指及掌中无故起紫白点子，皮肤燥裂而痛痒难忍，退去一层又起一层。平时口干渴，喝水也不多，其他无啥不适。

诊其脉浮数，舌红，苔黄薄，口干燥无唾，大便燥结，溲黄。有时三五天才大便一次。每日针刺血海、曲池、阴陵泉均用透天凉手法。并服汤药 1 剂。药用：生地、熟地、土茯苓各 12g，炒白蒺藜、当归、白鲜皮各 9g，川牛膝（酒浸）3g，菟丝子、知母、黄柏、枸杞子各 6g，黄酒为引。水煎服，每日 1 剂。7 日后手掌不再起点，皮肤润泽光滑，裂口痊愈，再无痛痒之感。为巩固疗效停针继续用药五天。不到半月将多年求医未曾治愈的顽疾治愈。其他各科医护人员都感到惊奇而赞叹不已。

第二十二节 唇 风（口唇糜烂）

一、李某某，女，45 岁，农场职工。于 1997 年 7 月 12 日来诊。自诉：半年前嘴唇发痒，起红色肿痛，后来皮破流水火燎疼痛，尤以下唇为重。吃饭饮水挨着即疼痛难忍。在本场医院裴德医院、管区、管局医院多次治疗无效。口服核黄素、点滴维生素 B_{12}，均见效甚微。特来求中医治疗。详诊之：下唇糜烂无皮且向下翻，粉红肿大，上唇糜烂往上翻；舌红苔黄腻，脉滑数洪大，右关尤甚，面红耳赤。知其为胃火上炎风火凝结阳明，遂给其**双解通圣散**料 7 剂。药用：防风、荆芥、当归、酒炒白芍、连翘、白术（土炒）、川芎、薄荷（后下）、麻黄、栀子各 10g，黄芩、石膏、桔梗各 20g，生甘草 40g，滑石（先煎）60g。水煎服，每日 1 剂。每日一次针泻内庭、解溪、合谷、尺泽，点刺少商、商阳出血。

7 月 20 日复诊，病愈大半，嘴唇肿消且长出嫩皮，吃饭饮水挨着不再疼痛。效无更方，继用 5 剂痊愈。随访 3 年后未再复发。

二、于某某，女，70 岁。上下唇肿烂外翻，粉红如无皮状，吃饭、饮水挨着便火辣疼痛，上轻下重。其大便秘结三天一次，小便黄。其症为胃阳明经火盛受风，风火凝结而盛。给其**双解通圣散**料 7 剂。药用：防风、荆芥、当归、酒炒白芍、连翘、土炒白术、川芎、薄荷（后下）、麻黄（先煮去沫）、栀子各 15g，黄芩、石膏、桔梗各 30g，生甘草

60g，滑石 90g。水煎服，每日 1 剂。并以四黄归尾膏涂患处
1 日 3 次。药用：真香油调（黄连 15g，归尾 25g，生地 50g，
黄柏 15g，姜黄 15g 为粉）。针泻解溪、内庭、合谷，点刺少
商、商阳出血，1 日 1 次。服完汤药，停针。三天后双唇结
痂长皮，吃喝挨着不再疼痛。效勿更方，上方继服 5 剂，痊
愈。二年未再复发。

第二十三节　口靡治验

一、曲某某，女，53 岁，农民。于 1981 年 3 月 18 日来
诊，该患妇满口糜烂，唇和腮内赤红如无皮状，疼痛难忍，
有时延及咽喉。其脉濡数左尺右寸尤甚，问其二便溲黄、便
溏知其脾、肾湿热累及胃和膀胱。给其**少阴桔甘汤** 7 剂。药
用：桔梗 10g，生甘草 5g，川芎 1g，黄芩 2g，陈皮 1g，元参
3g，柴胡 3g，升麻 1g，加葱白一根，水煎食。温服，每日 1
剂，外用：黄柏、干姜各等份制细粉涂患处。每日上午针上
合谷、上下太白、下太溪、上解溪、上阴陵泉，每日 1 次。
汤药服完，停针。症状大轻。于 4 月 15 日赶庙会，拐到诊
所复诊。自诉：大便成形，小便清澈白亮，吃饭饮水口唇不
再痛了。为善其后，令其在门前芦苇塘挖芦根三五斤，每天
熬一斤，加少许白粉，饮用月余。三年后随访，未曾复发。

二、胡某某，女，43 岁。于 1998 年 5 月来诊，自诉：
一月前开始口腔溃烂，呼气腥臭，大便溏泄。诊其脉数濡且
虚，观其舌红滑腻、苔黄。给其**导赤散**料加味 7 剂。药用：
木通 10g，生地 10g，甘草梢 5g，淡竹叶 20 片，桔梗 10g。

水煎服，每日 1 剂。在门诊针刺少商出血，针上合谷。10 日后前来复诊，口腔已结皮不痛，呼气无味，但大便更稀，甚至有时一天大便数次，夜间也有起床大便。诊其脉，濡虚尺部尤甚，遂给其连理汤加干姜、肉蔻 7 剂。药用：土炒白术 10g，茯苓 10g，党参 10g，黄连 5g，干姜 5g，肉蔻 5g，炙草 5g。水煎服，每日 1 剂。服药期间忌食：醋、猪肉、鲤鱼、桃、李、雀、蛤。药完病愈。

第二十四节　喉痹（双乳蛾）治验

一、苗某某，女，40 岁，奶粉场职工。于 1995 年 3 月 18 日来诊。自诉：已三天，吃饭饮水咽喉不利，总觉有物卡在咽喉。上星期和丈夫吵了一架，第三天就有此感觉。诊其脉弦数有力，面红耳赤，舌红苔黄腻，问及二便、经带都很正常。唯有吞咽隔绊，不痛不痒。观其咽喉，吭嗓两侧各有一白泡，时鼓时塌，是症则谓方书所说之双蛾（乳蛾）。遂针刺少商（双）出血，一边针刺双合谷一边捻针再令患者咽唾。立时感到顺畅，吞咽不再隔绊。给其**导赤散**料加味 3 剂。药用：生地 15g，木通 10g，甘草梢 10g，淡竹叶 24 片，桔梗 15g，射干 10g，川贝 5g。水煎服，每日 1 剂。上药用完基本痊愈。为防复发给其**七气汤** 3 剂，药用：茯苓 15g，半夏 10g，厚朴 10g，苏叶 5g，香附 20g，水煎，加生姜三片，温服每日 1 剂，一年后未再复发。

二、唐某某，女，48 岁。1995 年 8 月 20 日来诊。咽喉旁左右各生一如大枣状红肿疙瘩，吞咽时疼痛。诊其脉洪数有力，右脉偏甚，时恶寒发热，遂用三棱针点刺双少商穴挤出紫黑血，给其**清咽利膈汤加味**5剂。药用：牛蒡子（炒），连翘，防风，栀子，桔梗，玄参，黄连，双花，黄芩，薄荷（后下），生甘草各10g，淡竹叶20g，水煎好去渣纳大黄，朴硝各5g，食后服每日1剂，隔日刺血一次。并嘱其忌食辛辣，服药期间忌食猪肉、鲤鱼。

9月2日复诊，吞咽顺畅，咽喉两侧红肿已消。精神焕发，不再有憎寒乍冷现象，吃饭、饮水再无不适感觉。为善其后给其**温清饮**3剂。药用：当归4g，白芍8g，生地10g，川芎5g，黄连15g，黄芩10g，黄柏5g，栀子8g。水煎服，隔日1剂。

第二十五节　顽固性足跟痛治验

一、王某，女，46岁，农民。于1964年8月来诊。自诉：能吃、能喝、能睡，二便正常，已46岁，经带正常，唯独从生下次子后足跟刺痛，冬重夏轻。有时牵扯腰痛，腿窝痛，经多个医院、医生，中、西药吃了不少，就是没好过。诊之：脉迟涩，双尺微弱，舌淡苔白薄，口中滑润。给其**加味肾气丸**料7剂。药用：熟地，山药，萸肉，枸杞子，杜仲炭（断丝），桑寄生各10g，当归，防风各8g，炙草，独活，川芎，川断各6g，附子（先煎30分钟）5g，肉桂3g（后下）。水煎服，每日1剂。每日上午取双复溜、太溪、三阴交（双），血海先针补后施艾柱隔生姜片灸15壮。并在临睡前用药渣煮水半盆趁热烫脚，再睡觉。

药用完后，感到脚心发热，热顺腿内侧向上行，脚跟有热麻感而不再疼痛。走道已放平脚走，不像前几年老是用脚掌、脚趾走路，后脚跟着地就疼得钻心。为防不彻底又照前方5剂量制细粉，炼蜜为丸，每晚服20g。丸药用完彻底痊愈。五年后来诊别病，问及足跟病未犯。

二、李某某，女，50岁，农场职工。于1995年8月来诊。自诉：脚后跟痛，每年到秋后开始，直到来年春暖花开就好，年年如此，年年吃药扎针，都不见效，已有8年之久。脉涩紧虚细，舌淡苔白薄，患者因在8、9年内吃中药、西药太多，不愿再咽苦水。遂每日上午针补双复溜、合谷、阴陵泉、太溪、三阴交。水煎独活吴仙汤泡洗。药用：威灵仙30g，透骨草30g，独活30g，鸡血藤60g，玄胡20g，白芍20g，川牛膝20g，乳香20g，没药20g，水煎去渣，纳芒硝50g，米醋250g，再煮三分钟，待温。临睡前泡脚30分钟（水凉即随时加热）每日1剂，连针7日，泡脚10日，复诊：脚走路后脚敢于着地，不再疼痛。停针，继用药汤泡脚5天，彻底痊愈，5年后未再复发。

第二十六节　腿起紫块红癜治验

一、刘某某，女，15岁。1996年来诊。患者已来经二年，经色、质都很正常，只是每次经前两脚内踝以上直到腿腋起片状红紫色斑块，不痛不痒，抓挠也不变色，直到经净后自然消退，恢复本色。经中西医治疗均未见效。诊其脉涩滞不畅，其舌紫苔黄，显见淤症。虑其住学校集体宿舍，服药不便。遂给其活血化瘀之剂进行熏洗。药用：当归 15g，川芎 10g，红花 6g，木瓜 12g，川牛膝 12g，白芷 12g，山楂 30g，黄柏 15g，防风 12g，荆芥 10g，甘草 10g，泽兰 6g，用水 2kg 煎取 2/3 熏洗患处，每在临睡前加温，熏洗后上床覆被。每剂药液熏三个晚上，经后半月开始用药，见经停药。连用三个经期后痊愈，腿内侧肤色正常。继用针刺上血海（双）、上三阴交（双）、上曲池、下委中（出血）每日一次连用七天停针。随访三年未犯。

二、孙某某，女，40 岁，农场职工。于 1996 年 11 月来诊。自诉：三天前从山上拣蘑菇回来后突然发病，两下肢出现红色斑点，渐转紫青，局部发痒。延及臀部，有时关节疼痛。诊其脉滑而有力，舌质淡红，苔薄淡黄，知其为血热壅盛，兼感风邪所致。每日上午针泻三阴交（双）、合谷（双）、曲池（双），委中（双）点刺出血，连针 7 日。每晚用药液泡脚 30 分钟覆被睡觉。药用：当归 15g，川芎 10g，红花 6g，木瓜 12g，川牛膝 12g，白芷 12g，秦艽 12g，山楂 30g，黄柏 15g，防风 12g，荆芥 10g，甘草 10g，泽兰 6g，大黄 5g（后下），水 3kg，煎取 1/3 泡脚，膝腿盖严令出汗，每日 1 剂，用药 7 剂紫斑色淡，10 日后腿内侧皮色恢复正常。

第二十七节　便秘治验

王某，女，60 岁。于 1961 年 7 月来诊。自诉：三年前因 S 状结肠病，在八五五农场医院入院治疗，出院后连续排出脓血半盆。从此症状减轻，但半年后开始便秘，有便意小腹憋胀下坠微痛，但蹲到厕所就是拉不出来，很是痛苦。诊其脉涩细，舌淡，苔白，给其**大建中汤合桂枝加芍药大黄汤**7剂，每日1剂。并每日上午针刺一次。药用：川椒4g，人参6g，干姜10g，桂枝8g，白芍20g，甘草4g，大枣3枚，大黄5g（后下），饴糖30g（后下）。用法：先用药物体积三倍的水煎前七味，水剩三分之一去渣纳饴糖、大黄，再煎三分钟去渣，一次服完，每日1剂。每日针泻上天枢（双）、上内庭（双）上太冲（双）、上气海，针补下合谷（双）、下足三里（双）。

　　7剂药服完，肠鸣屁多而感到轻松，不再憋胀下坠，一天排便一次，较前顺畅。效勿更方，继用上方针药五天痊愈。大便顺畅轻松，1日1次。彻底治愈。

第二十八节　泄尿老妪治验

　　钟某某，女，82岁。于1993年5月18日自西医病房转来。观其病历记载：患者鼻涕往咽喉流，曾在五官科诊断为鼻咽炎，治疗未效。主症为略有震动即泄尿，就连自己咳嗽打喷嚏都尿裤子，外界一有点动静就泄尿，大便1日1次但不顺畅，血压164/90mmHg，腹直筋左右都硬如竹竿，时有头重足轻之感。细诊其脉弦洪，而两尺虚弱无力。知其肾阳虚损，肾阴不足。阴阳互根，肾司二便，故而固摄无权而泄尿不由自主。给其**加味肾气丸**料7剂。药用：炒山药10g，茯苓8g，熟地20g，山萸肉10g，泽泻8g，丹皮8g，肉桂

3g，炮附子 3g，桑螵蛸 8g，五味子 5g，益智仁 10g。水煎服，每日 1 剂（服药期间忌食生葱、醋类）。并每日针刺下三阴交（双）、下关元、下肾俞（双）、下复溜（双）。起针后每穴各灸 5 壮。药完停针灸，复诊时头脑清爽，脉显平和，不再泄尿，血压也降至 135/85mmHg. 高兴出院，带走金匮肾气丸十盒，按说明服用以巩固疗效。五年后其孙来诊说：奶奶吃完药丸，身体很好，近年来从没找过医生。

第二十九节　急性扁桃体炎治验

林某某，女，17 岁，学生。于 1992 年 5 月来诊。自诉：两天前喝冷饮后，感到咽喉堵塞疼痛，吞咽不顺，食欲、二便、经带都正常。有点轻微发烧，时阵咳无痰。其脉浮数有力，舌红，苔黄薄，咽喉红肿，有小片泛白色。是证辨明，该用葛根汤还是半夏汤呢？举棋不定，深思之，忆起《伤寒论》中说"半夏汤主治少阴病，咽痛……"不发烧，以咽痛为主时，半夏汤可治。经过反复推敲，还是双用之为好。给其**葛根加半夏汤** 5 剂。药用：葛根 10g，半夏、桂枝、甘草各 9g。水煎服，每日 1 剂。服药期间及前后忌食羊肉、生葱及辛辣物，鲤鱼等。并每日上午针刺少商（双）、商阳（双）出血，上合谷、曲池、上照海、列缺、廉泉，宣肺降火清利咽喉。上尺泽、外关清热宣肺。

汤药用完咽喉顺畅清爽，遂停止针刺。病告痊愈。过了三年来治妇科病，问及喉痛，扁桃体炎时言愈后无复发。

第三十节　胸部老觉堵得慌治验

王某某，女，59 岁。于 1970 年来诊。自诉：胸口老觉堵得慌已有二年，左侧胸膺、肩、肩胛疼痛，咳嗽，举臂、深呼吸都痛得厉害，活动受限，患处无红肿现象。曾在县医院治疗多次，中西药都吃了不少，也打过吊瓶，但都见效甚微。"七厘散"及"散气药"也服用不少，不但没见轻，还添了个气短呼吸不能接续。细诊之，其脉迟而沉弱无力，舌紫红，苔白厚，面灰无华知其为劳伤筋脉，经络阻滞，气机不利之胸痹。遂对其进行针刺以达通经活络"通则不痛"。在压痛点取穴上中府、上曲恒。并给其**枳实薤白桂枝汤** 7剂。药用：枳实 10g，瓜蒌 1 枚（捣碎），薤白 10g，半夏8g，桂枝 8g，厚朴 8g。水煎服，每日 1 剂。以通阳散结，消痞除满，祛痰开郁。药用完停针，心胸豁达，通畅爽快，病告痊愈。

第三十一节　头晕与吸气困难治验

丁某某，女，58 岁，于 1963 年 8 月来诊。自诉：在六、七年前诊断为心肥大症，有时晕眩，走的略快些或上楼、下楼时呼吸困难，诊其脉迟而结涩，观其病历血压 146/96mmHg，触诊：心下痞硬，颜面青黑，呼吸纵胸抬肩。随忆起矢数道明老师曾指导过木防己汤的使用，目标非常之吻合。当下针泻中封、膻中、通阳散结，泄满降逆。起针就感到轻松，胸畅。给其**木防己汤** 7 剂。药用：木防己 8g，生石膏 20g，桂枝、党参各 6g。水煎服，每日 1 剂。并每日上午针上中封、上丰隆、上膻中、上列缺以通阳散结，泻满降逆。

7 日后，汤药用完，针刺停止，症状大轻。继续给其 10 剂变制心气饮以善其后。药用：茯苓 10g，半夏 10g，木通 6g，桂枝 5g，槟榔 5g，苏子、鳖甲、枳实各 4g，桑白皮、甘草各 2g，吴茱萸 1g。水煎服，每日 1 剂。药服完后半月余领其友来诊，谈到其病，从服完 10 剂药后，呼吸顺畅，饮食增加，身体健康，上下楼连跑带跳和青年人一样。头脑清醒，再没出现过眩晕现象。

第三十二节　心窝悸动而痛治验

孙某某，女，68 岁。于 1963 年 8 月求诊，自诉：10 年前患胃病久治不愈，中药、西药、打针、吊瓶都用过，见效甚微。心窝悸动而痛，而且疼痛向背部胸部蔓延。痛时尿频数，尿量多，大便三天一次。其脉浮弱无力，舌干无味，苔燥微黄。触其腹部柔软，脐上悸动，但腹部全无压痛，给其**桂枝加人参汤** 5 剂。药用：人参 6g，桂枝 8g，白芍 8g，甘草 6g，茯苓 8g。水煎服，每日 1 剂。针上内关（双）、上足三里（双）、上中脘、上脘。一周后复诊：悸动，疼痛完全消失，但便秘依然。于是又给七天药，上方加附子 2g，白术 8g。水煎服，每日 1 剂。针加上支沟（双）、上天枢（双）

10天后复诊，一切症状全消，病告痊愈。

第三十三节　胃下垂治验

韩某某，女，23岁。于1959年5月来诊。自诉：成天感觉困乏和肩膀酸痛，怕冷，容易感冒，脚和手的关节有瞬间的抽搐痛感。医院检查：胃下垂，肾游走右8、9公分，左6、5公分，肾下垂，最近瘦了九公斤，月经困难。其脉沉紧迟，舌淡苔白，面灰白无华。给其**桂枝加苓术附汤**7剂。药用：桂枝8g，甘草、人参各6g，茯苓8g，干姜4g，土炒白术8g，炮附子1g（先煎30分钟）。水煎服，每日1剂。每天上午针补足三里（双）、合谷（双）、三阴交（双）、起针后各穴均灸五壮。

药用完，停针灸，十天后复诊，似换了个人。疲倦消失，精神饱满，食欲增加，体重剧增六公斤，初诊时脐下有正中芯也消失了，腹力增加，月经顺畅，周期、颜色、质均趋正常，当年腊月结婚，生活幸福。

第三十四节　左脚疼治验

李某某，女，59岁。于1964年5月来诊。自诉：一年前左下肢疼痛，昼轻夜重，晚上常在熟睡中疼醒，再也不能入睡，看见饭不愿吃，饭量还不如十岁的小孙女。大便一天一次，稀于正常，解时顺畅，医院测血压124/80mmHg。诊之：脉细，两尺尤甚，颜面苍白隐现黑色，下肢怕冷，在暑伏天也不离棉裤，遇到阴雨凉天病情加重。给其当归四逆汤加味，且用药汁送服金匮肾气丸。药用：当归、桂枝、白芍、木通、生姜各5g，细辛、甘草、吴茱萸各3g，大枣3枚，水煎，去渣，送服肾气丸一丸每日1剂。每日上午针下关元、下复溜（双）、下肾俞（双）起针后每穴隔姜灸五壮。下午针下合谷（双）、下神门（双）、下三阴交（双）。药、针、灸同用连续十天后，症状大轻。食欲增加，只是隔三岔五半夜疼一阵，过去就好。脚腿发热，活动自如。半月后脱掉棉裤也不感到有冷感。停止针灸，继续用药。至7月初又来拿药，诊其脉和缓有力，颜面红润，穿一身黄纱缎单衣，精神矍铄。时经月余病告痊愈，服汤药40余剂，丸药五合。劝其停服汤药只服丸药巩固疗效。但患者执意再服一段时间。给其上方汤药5剂，丸药三合。

第三十五节　疲倦时胃病发，慵懒无力治验

方某某，女，39岁，教师。1957年春求诊。自诉：一月前不知原因的体温升高至37.5℃，到医院检查为胃下垂。似乎有游走肾的表现，体弱食少。疲倦时胃痛，感觉飘飘然，如腾空驾雾，每天大便一次，月经周期、质色均正常，血压160/90mmHg。其脉缓弱，舌淡，苔白微黄。明显为脾胃虚弱，气血双亏。给其小剂量**六君子汤**7剂，以养气血壮脾胃。药用：人参、炒白术、茯神、炙草各8g，陈皮、生姜、大枣各4g，半夏8g。水煎服，每日1剂。并每天上午针

补足三里（双）、合谷（双）、三阴交（双）、气海，起针后灸三壮。用完药后停针，一切症状好转，血压也降至 135/85mmHg，体温正常，头脑清醒。为巩固疗效以上方 10 剂量加鸡内金 100g，制粉作蜜丸，每日服 25g。丸药用完彻底痊愈。

第三十六节　不食症治验

（神经性食欲缺乏症）

患者，女，25 岁。于 1981 年来诊。自一年半前开始，米粒不进。不论吃啥都感到剑突下如食石，痛苦难忍。时只能吃一个苹果、一片面包，大便 4～6 天，重时 10 天一次。一个月前开始闭经，身体减至 40 公斤。足冷，肩酸痛，其脉沉迟无力，收缩压只 90 毫米汞柱。腹部瘦且无弹性，右胁下有抵抗压痛，胸胁苦满明显。据以上脉证辨析和经云：小柴胡汤“但见一证便是”之义，用**小柴胡汤** 7 剂。药用：柴胡 15g，黄芩 6g，半夏 10g，党参 4g，生姜 2g，大枣 2 枚。水煎服，每日 1 剂。忌食羊肉、鲤鱼 10 日。每日针上外关、上丘墟、下足三里、合谷、三阴交。

药服完后，停止针灸，症状大轻，每顿可吃一个二两小馒头，喝一碗稀粥，二至三天大便一次。遂改用**柴平汤** 7 剂。药用：苍术 16g，厚朴 10g，陈皮 10g，甘草 6g，半夏 10g，党参 6g，生姜 3g，大枣 3 枚。水煎服，每日 1 剂。炒麦芽、神曲各 500g，炮姜、焙乌梅各 200g，制粉蜜丸，每日服 15g。以善其后，半年后引亲友来诊，谈到她的病情时，高兴地介绍服药详情，开始服药时，一整天腹胀痛。很难受，但还是坚持服用，第三天泄下好多异臭粪便，腹内轻松舒服，当顿就吃了两个馒头，一碗小米粥。坚持 7 剂药服完，就一天比一天健壮，现在体重增加到 55 公斤，月经色、质、期都很正常。

第三十七节　喜笑无常治验

陈某某，女，30 岁，于 1997 年 8 月由妇产科转来。原有高血压病，产后数天突然右半身不遂，嬉笑无常。每日大笑数次，甚至十数次，每次都笑半小时以上，时而心烦发怒。细诊其脉数而有力近于洪，面赤舌红，无苔。详辨是证乃心经有热而扰动神明之候。治应以清心安神，针泻通里（双）、上内关（双）1 日 1 次，三次后嬉笑停止，右半身也较前略轻，住院一月再无嬉笑症状发作。出院时令其带回牛黄清心丸十盒，按说明服用。随访半年后从未复发嬉笑症状。

方 剂 索 引

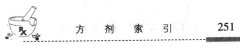

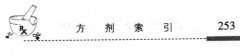

六　画

七　画

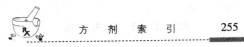